营养改善

国家学生饮用奶计划与儿童健康

唐振闯 著

U0306000

中国出版集团有限公司
研究出版社

图书在版编目 (CIP) 数据

营养改善：国家学生饮用奶计划与儿童健康 / 唐振闯著. — 北京：研究出版社，2022.11
（农业农村产业振兴发展研究）
ISBN 978-7-5199-1357-1

Ⅰ.①营⋯ Ⅱ.①唐⋯ Ⅲ.①学生 – 乳制品 – 食品营养– 中国 Ⅳ.①R153.2

中国版本图书馆CIP数据核字(2022)第189585号

出 品 人：赵卜慧
出版统筹：丁　波
责任编辑：寇颖丹
助理编辑：何雨格

营养改善

YINGYANG GAISHAN

国家学生饮用奶计划与儿童健康

唐振闯　著

研究出版社 出版发行
（100006　北京市东城区灯市口大街100号华腾商务楼）
北京云浩印刷有限责任公司　新华书店经销
2022年11月第1版　2022年11月第1次印刷
开本：710毫米×1000毫米　1/16　印张：10
字数：84千字
ISBN 978-7-5199-1357-1　定价：49.00元
电话（010）64217619　64217652（发行部）

《营养改善：国家学生饮用奶计划与儿童健康》

项目工作组

顾　问：王加启　　白元龙　　程广燕

成　员：唐振闯　　朱谦让　　龄　南

　　　　任广旭　　杨祯妮　　吕鹏飞

　　　　何贤松　　刘怡娅　　杜　红

前　言

　　儿童是国家的未来、民族的希望。促进儿童健康成长，能够为国家可持续发展提供宝贵人力资源，是建设社会主义现代化强国、实现中华民族伟大复兴的必然要求。习近平总书记多次强调要把保障人民健康放在优先发展的战略地位，强调重视少年儿童健康，保障儿童生长发育。营养是健康的基础，是儿童身体和智力发育的根本保障。乳品是大自然赐予人类的珍贵食物。科学食用乳品可以保障儿童生长发育、减少儿童营养不良、预防慢性疾病发生。

　　近年来，我国儿童营养健康状况有了明显改善，儿童生长发育健康水平不断提高，营养不良状况逐渐减少；城市儿童的平均生长水平已经达到、甚至超过世界卫生组织标准，逐步靠近发达国家同龄儿童平均水平。然而，也面临着超重肥胖和营养不良的双重负担，在儿童的营养健康方面城乡和地区之间差异仍然显著。由于我国城乡地区经济发展不平衡，加上家长营养知识欠缺等因素，相较于城镇儿童而言，农村儿童膳食不均衡、营养不良问题仍然比较突出，农村地区特别是偏远地区儿童的膳食营养状况亟待改善。

推行"学生饮用奶计划"是世界公认的改善和提高学生营养健康和身体素质的重要途径。目前，世界上推行"学生饮用奶计划"的国家有70多个。我国自2000年启动实施的国家"学生饮用奶计划"，是第一个由国务院批准组织实施的全国性营养干预计划。经过20多年的发展，目前全国已拥有"学生饮用奶"生产企业123家，备案"学生饮用奶"奶源基地354家，全国"学生饮用奶"在校日均供应量达2130万份，覆盖全国31个省（区、市）的6.3万多所学校，约2600万名中小学生受益。国家"学生饮用奶计划"让处在成长发育关键期的少年儿童在校期间能够及时补充营养，有效促进了儿童营养健康和身体素质提升。

但儿童乳品消费水平低、城乡儿童乳品消费差距大、儿童乳品消费结构单一的问题仍较突出。乳品在儿童营养改善和健康促进中的作用发挥得不充分，是当前儿童食物消费中最为突出的问题。从全国看，我国"学生饮用奶"推广虽取得了一些成效，但推广普及率还不高，仅占中小学生数量的17%，相比日本通过国家立法保障"学生饮用奶"100%的普及率仍有较大差距，一些地区的学生及家长对"学生饮用奶"持怀疑甚至是抵制态度，我国"学生饮用奶"事业的进一步发展仍然面临诸多挑战和制约。从消费量来看，《中国居民营养与慢性病状况报告（2020年）》监测数据显示，我国3—5岁、6—11岁、12—17岁儿童和青少年平均乳品摄入量分别为56克/天、71克/天、75克/天，与《中国居民膳食指南（2022）》推荐的每天300—500克相比，仅达到推荐摄入量的1/7左右。

本书系统总结了国家"学生饮用奶计划"的推广现况，以及我国儿童乳制品消费现况和营养健康状态，并针对国家"学生饮用奶计划"推广薄弱的农村地区，开展了国家"学生饮用奶计划"消费意愿研究。本研究成果可以帮助"学生饮用奶"生产企业了解农村消费主体需求；对学生和家长而言，本研究有利于提高学生及家长对于奶制品消费和"学生饮用奶计划"的重视程度，帮助学生健康成长，对培育国内牛奶消费群体、助力奶业振兴有重要现实意义。

唐振闯

2022年9月30日

目录

第一章

我国儿童营养健康与乳制品消费现况

一、儿童营养健康的重要意义

没有全民健康就没有全面小康。儿童是国家的未来、民族的希望。习近平总书记多次强调要把人民健康放在优先发展的战略地位，强调重视少年儿童健康，保障儿童生长发育。儿童时期是人们体格生长和心理发育的关键时期。营养是健康的基础，是儿童身体和智能发育的根本保障。儿童期营养状况，不仅会对儿童生长发育产生重要影响，还会影响其成年后身体健康状况。儿童的身心健康关系到中华民族整体素质的提升和国家的长远发展。促进儿童健康成长，能够为国家可持续发展提供宝贵资源和不竭动力，是建设社会主义现代化强国、实现中华民族伟大复兴中国梦的必然要求。

营养是儿童生长发育和健康成长的基础，良好的营养状况可以保障和促进儿童体格和大脑发育，而营养不良给儿童带来的危害往往是不可逆转的，不仅会使其体格、智力发育迟缓，身体素质差，也会大大增加其成年后罹患心脑血管疾病、糖尿病、高血压等慢性病的风险。由于不同地区自然条件、社会经济的差异和发展的不均衡，加之社会环境、膳食结构和生活方式的变化，目前儿童仍面临着营养不良、超重肥胖和隐性饥饿的三重挑战。主要表现为，儿童发育迟缓、消瘦等营养不良情况依然存在，特别是欠发达地区尤为严重；城乡儿童超重肥胖人数均呈现快速上升的趋势，慢性病低龄化趋势明显；微量元素摄入不足造成的隐性饥饿问题突出，儿童贫血问题值得关注。上述问题不仅影响儿童和青少年的健康发育，给社会带来沉重负担，而且正在发展成为影响国民素质和社会发展的重要公共卫生问题。

营养不良与微量营养素缺乏不仅严重阻碍儿童的体格发育和智力发育，降低儿童的学习能力；更重要的是，儿童期营养不良将严重影响后期人力资本质量，阻碍智力发育及劳动生产力的提高。研究表明，儿童时期，能量—蛋白质营养不良可使智商（IQ）降低15分，可导致成年劳动生产力降低2%—6%；儿童铁缺乏可使认知测验分低0.5标准差，成年后每小时收入减少4%；碘缺乏的儿童成年后劳动生产率下降10%。更为重要的是，儿童期营养不良还会影响今后数代人，有损于当下和代际公平。儿童期营养不良不仅会导致营养健康状况低下、学习能力不足，还会对其成年后身高、文化程度、收入水平和社交关系产生负面影响，无法充分发挥人的生产率潜能。儿童期发育迟缓的父母所生育的孩子，其出生体重和发展水平显著低于发育正常父母所生育的孩子。儿童期营养不良导致各种疾病造成的直接经济损失约占GDP的3%—5%。据估计，儿童期营养不良的人在成年后的年收入水平较平均水平约减少25%，对国家造成的损失可高达GDP中卫生和教育支出的2倍。儿童期不仅是对各种高危因素比较敏感的时期，也是可以扩大早期干预效益和减少不良风险影响的关键时期。儿童期进行干预的投资回报率是全生命周期最高的，达1∶15—1∶17。可见，改善儿童期营养状况，不仅本身是一项目标，也是其他可持续发展目标得以实现的必要条件。

此外，儿童营养不良还会降低儿童免疫力，增加感染疾病的风险。而且饥饿和营养不良引起的短期或长期认知及身体、心理的危害是不可逆的。还有研究表明，儿童营养不良与其成年后心血管疾病、糖尿病等多种慢性疾病密切相关。中国1/3的冠心病、1/10的糖尿病和脑卒中均归因于儿童时期的营养不良。儿童肥胖不但会引发糖尿病、脂肪肝、胆囊疾病、高血压、睡眠呼吸暂停综合征以及心理疾病等多数健康问题，还会增加经济负担，并且有70%的青春期肥胖儿童成年后仍然肥胖，这将进一步加重社会疾病负担和经济负担。

饮食行为是影响儿童营养健康状况的重要因素之一。学龄前儿童群体易出现营养不良，具体表现为发育迟缓、消瘦、微量营养素缺乏及肥胖等，这些情况会对儿童生长发育造成不良影响。既往研究表明，营养不均衡会引起儿童体格发育异常（如身高下降）及智力损伤等，并对儿童未来的身体健康等方面产生重要影响。另外，饮食在儿童的生活中也扮演着相当重要的角色，良好的饮食能够为孩子提供充分营养，从而改善其身体状态，取得较好的发育效果。但是，学龄前和学龄儿童中普遍存在不良饮食行为问题，主要有挑食偏食、进餐时间过长、进餐不规律、边吃边看电视、边吃边玩以及过量食用零食和饮料等，这些不健康的饮食行为会对儿童的认知、行为以及儿童的体重产生影响。目前的研究表明，不良的饮食习惯和偏好与儿童超重、肥胖有关，儿童肥胖现已成为公共卫生领域的主要挑战之一，肥胖不仅影响儿童的健康和生命质量，而且对其身体的形态、机能都会有影响，同时肥胖儿童也容易出现心理行为偏离和心理创伤等社会问题。学龄前及学龄期是个人智力和身体发育以及饮食习惯培养的关键时期，儿童时期养成的饮食习惯和食物偏爱会直接影响其成年后的饮食行为和习惯，并对成年后的健康产生重要影响，良好的饮食习惯可以帮助预防成年期糖尿病，心脑血管疾病以及其他慢性疾病，因此，在儿童营养方面，规律饮食与均衡营养同样重要。

综上，合理的营养对儿童的健康发展意义重大，良好的饮食习惯可促进膳食营养素的吸收，帮助儿童提高自身抵抗力，保证机体的健康，从而促进其身心发育和健康成长。

二、我国儿童营养健康现况

儿童的营养与健康状况是反映一个国家或地区社会经济发展、人口素质和卫生保健水平的重要指标，是制定相关公共卫生政策不可或缺的基本信息。我国始终高度重视儿童健康发展，先后制定了《中国儿童发展纲要》《中国食物与营养发展纲要》《"健康中国2030"规划纲要》《国民营养计划（2017—2030年）》等一揽子儿童健康发展政策，实施了"中国学生饮用奶计划""农村义务教育学生营养改善计划"等一系列儿童营养改善行动。近年来，随着我国经济的不断发展，教育、卫生及保障等社会事业水平不断提高，食物供应种类及数量日益增加，为儿童膳食营养提升及健康状况改善创造了良好的条件。

我国儿童营养健康状况有了明显改善，儿童生长发育健康水平不断提高，营养不良状况逐渐减少；城市儿童的平均生长水平已经达到甚至超过世界卫生组织标准，逐步靠近发达国家同龄儿童平均水平。然而，也面临着超重肥胖和营养不良的双重负担，在儿童的营养健康方面城乡和地区之间差异仍然显著。由于我国城乡地区经济发展不平衡，加上家长营养知识欠缺等因素，相较于城镇儿童而言，农村儿童膳食不均衡、营养不良问题仍然比较突出，农村地区特别是偏远地区儿童的膳食营养状况亟待改善。

身高和体重是评价人群营养状况最常用的指标，特别是判断儿童生长发育水平的关键和最常用指标。根据《中国居民营养与慢性病状况报告（2020年）》，儿童生长发育水平持续改善，6—17岁男孩和女孩各年龄组身高均有所增加，平均增加值分别为1.6厘米和1.0厘米，6岁以下儿童生长迟缓率降至7%以下，低体重率降至5%以下，均已实现2020年国家规划目标；特别是农村儿童生长迟缓问题已经得到根本改善，农村6岁以下儿童生长迟缓率从2015年的

11.3%降至5.8%，6—17岁儿童和青少年从4.7%降至2.2%。城乡居民身高的增长，特别是儿童生长发育水平的不断提高，充分体现了我国人群营养改善工作取得的显著成效。

贫血是反映人群营养状况的重要指标，属于营养不良中的微量营养素缺乏证。贫血会导致机体体力不足、抵抗力下降，并增加罹患其他疾病的风险。母亲孕期贫血会增加新生儿低体重风险，影响婴儿智力发育，重度贫血会增加孕妇围产期死亡风险。儿童期贫血会导致儿童认知能力下降，智商降低。随着我国居民生活水平的提高和妇幼保健、营养干预等工作的推进，居民贫血状况持续改善，6—17岁儿童和青少年贫血率为6.1%，比2015年下降0.5个百分点；孕妇贫血率为13.6%，2015年下降3.6个百分点；18岁及以上居民贫血率为8.7%，2015年下降1.7个百分点。

超重与肥胖是我国儿童面临的另一个重要营养问题。《中国居民营养与慢性病状况报告（2020年）》数据显示，我国0—5岁儿童超重率与肥胖率分别为6.8%和3.6%，6—17岁儿童和青少年分别为11.1%和7.9%，与上轮监测相比均显著升高。6岁以下儿童超重率和肥胖率分别为6.8%和3.6%。超重肥胖是心脑血管疾病、糖尿病、癌症等重大慢性病的共同危险因素，对居民身心健康、体能及生活质量等造成不良影响。儿童期的肥胖对健康的影响往往会持续到成年期，因此加强儿童和青少年超重肥胖防控尤为重要。

三、乳制品对儿童健康的重要作用

乳制品是人类重要的膳食来源。乳制品营养素齐全、组成比例适宜、容易消化吸收，是一种营养价值较高的食物。乳制品也是优质蛋白质和膳食钙的良好来源，同时富含B族维生素和多种矿物质，还可以提供多种有益健康的生物活性成分，如乳清肽、共轭亚油酸、低聚糖和免疫球蛋白。增加乳制品的摄入不仅可以降低骨质疏松、高血压、心血管疾病等多种慢性非传染性疾病的风险，还可以降低全因死亡率。为改善居民的营养健康状况，世界很多国家都制定了乳制品推荐摄入量，我国《中国居民膳食指南（2022年）》中推荐每人每天摄入300—500克奶类及乳制品。受饮食习惯和消费信心等因素影响，我国居民乳制品的摄入量普遍偏低。2010—2013年全国居民营养与健康状况监测的结果显示我国成年人平均每人每日乳制品的实际摄入量仅为24.7克。可见，乳制品在我国居民膳食组成中的重要地位和居民营养改善中的重要作用未能充分发挥。因此，深入地探讨乳制品摄入对人群健康效应的影响，对指导居民合理消费乳制品，促进和改善居民营养健康状况具有重要意义。

乳制品营养全面，对提高儿童营养健康水平有积极作用，是人民生命健康的重要食物。牛奶被称为"最接近完美的食物"，营养全面且吸收率极高，非常适合人类生长需求，在促进睡眠、健脑益智、减少肥胖发病率、减缓骨质疏松等方面具有积极作用，对人体营养、免疫与肠道微生物具有稳态调节作用，奶类具有"基础营养"和"活性营养"双重营养功能，对促进儿童生长发育、提高人体免疫力、改善儿童健康状况具有积极作用，牛奶及乳制品的消费已成为世界各国改善国民营养健康的重要途径。

乳制品对学龄儿童生长发育尤为重要。学龄儿童正处于生长发育的关键时期，身高、体重增长迅速，代谢旺盛。儿童期营养状况，不仅会对其目前生长发育产生重要影响，还会影响其成年后身体健康状况。乳制品可提供儿童生长发育所必需优质蛋白质、钙、维生素A、维生素B_1等多种营养物质，对促进儿童生长发育，改善儿童健康状况具有积极作用。《中国居民膳食指南（2022）》指出，奶类是膳食钙和优质蛋白质的重要来源，摄入乳制品可大大提高对钙的摄入量。1991—2006年，对我国9个省（自治区）7—17岁儿童和青少年饮奶状况对生长发育的影响的研究结果表明，儿童身高有随饮奶量增加而上升的趋势。已有多项研究表明，增加乳制品摄入量可以明显促进儿童骨量和身高增长，为其一生提供健康保障，培育农村儿童健康饮奶行为对改善农村儿童营养健康水平具有深远影响。

乳制品摄入有助于控制儿童肥胖。随着儿童肥胖率在世界范围内的逐步增长，儿童肥胖成为近年最严峻的公共卫生问题之一。研究表明，奶类摄入有助于减少体脂，如2015年利用美国国家健康与营养调查（NHANES 2005—2008年）对8—18岁儿童和青少年数据进行横断面研究，观察到奶类的高摄入量与儿童低体脂水平有关。有研究表明，奶类中的钙和蛋白质是影响儿童肥胖的主要因素。高奶类摄入量和低体重/体脂之间的关系与奶类中的钙有关；奶类中的钙可以通过与脂肪酸形成不溶性钙皂或与胆汁酸结合而干扰肠内的脂肪吸收，减少膳食能量的摄入，从而达到减轻体重的作用；另外也有研究表明，膳食钙可增加脂肪氧化分解，有利于控制食欲和促进排泄；还有研究认为，奶类中的蛋白质可以通过增加饱腹感，减少能量摄入，从而控制儿童肥胖。

奶类与儿童心血管疾病的关系。近几年随着居民慢性病患病率的增高及逐渐年轻化，越来越多的研究开始关注奶类与儿童心血管疾病的关系。有研究表明，奶类的摄入与青少年心血管疾病风险降低有关，一项横断面研究观察到牛奶摄入与青少年心血管疾病风险降低有关。欧洲青少年营养健康生活方式项目（HELENA）对欧洲8个城市511名12.5—17.5岁的青少年进行横断面研究，观察到奶类的消费与女生心血管疾病风险降低有关，性别上的差异值得深入研究。此外，近年的研究大都是横断面研究，需要进一步进行队列或干预研究加以证实。奶类降低儿童心血管疾病风险的作用机制研究处于探索阶段。有研究表明，奶类中的脂肪、钙、镁、钾、生物活性肽可提高高密度脂蛋白水平，降低心血管疾病的风险。钙可以减少脂肪合成，促进脂肪分解；钙、镁、钾还可以调节细胞内钙浓度，减少水钠潴留，抑制血管平滑肌细胞的促炎症反应，减少血小板聚集，降低肾血管阻力，从而控制血压水平。牛奶蛋白质中的生物活性肽可以调节饱腹感、胰岛素水平、血压、自由基摄取和改善血脂水平。奶类脂肪中的丁酸可能促进脂肪氧化，减少肝糖原利用。奶类脂肪中的共轭亚油酸异构体与改善血脂异常、抑制肥胖与代谢产物相关的促炎症反应有关。这些因素都可能与降低心血管疾病风险有关。

乳制品还含有乳铁蛋白、免疫球蛋白、抗菌肽、有益菌以及多种生物活性物质，这些物质能够直接或者间接增强机体的免疫力，对提高身体素质起到重要作用。此外，研究表明儿童消费牛奶和乳制品与龋齿和高血压的指标呈中性或负相关关系。2020年2月，国家卫健委等部门发布《新型冠状病毒感染的肺炎防治营养膳食指导》，鼓励居民把喝牛奶作为提高免疫力的一项重要举措。2018年《柳叶刀》一份涉及21个国家13万人的研究报告显示，与完全不摄入乳制品的人相比，每日摄入超过两份乳制品的人群整体死亡风险下降16%、心血管死亡风险下降23%、中风风险下降33%。

四、我国儿童乳制品消费现况

近年来，我国不断开展促进儿童乳品消费的行动和科普工作，但儿童乳品消费水平低、城乡儿童乳品消费差距大、儿童乳品消费结构单一的问题仍较突出。乳品在儿童营养改善和健康促进中的作用发挥得不充分，是当前儿童食物消费中最为突出的问题。

儿童乳品消费水平偏低。《中国居民营养与慢性病状况报告（2020年）》监测数据显示，3—5岁、6—11岁、12—17岁儿童和青少年平均乳品摄入量分别为56克/天、71克/天、75克/天，与《中国居民膳食指南（2022）》推荐的每天300—500克相比，仅为推荐摄入量的1/7左右。与部分发达国家相比，我国儿童乳品摄入不足的问题更为凸显。美国农业部的调查数据显示，美国2—11岁儿童乳品平均摄入量约为365克/天，12—19岁的青少年乳品平均摄入量约为244克/天，分别是我国相应年龄儿童乳品平均摄入量的5倍和3倍。饮食习惯相似的日本国民健康营养状况调查显示，1—6岁的日本儿童乳品平均摄入量为202克/天，7—14岁的日本儿童乳品平均摄入量为299克/天，15—19岁的日本青少年乳品平均摄入量为145克/天，明显高于我国儿童平均摄入量。中国疾病预防控制中心2021年末发布的《中国初中生和高中生牛奶和牛奶制品消费量（2016—2017年）》显示，2016—2017年仅有16.9%的中学生牛奶和牛乳制品消费量达到了推荐量。从城乡分布情况来看，农村仅有11.5%的中学生达到了推荐量，低于城镇中学生的22.7%。

城乡儿童乳品消费差距大。受城乡经济水平、家长文化程度、乳品销售渠道等多种因素影响，儿童乳品消费存在明显的城乡差异，尤其是欠发达农村地区在儿童乳品消费方面还存在误区。《中国居民营养与慢性病状况报告（2020年）》监测数据显示，我国城市3—5岁、6—11岁、12—17岁儿童和青少年平均乳品摄入量分别为82.6克/天、97.2克/天、90.6克/天，分别是农村相应年龄儿童的2.0倍、2.1倍、1.5倍。2021年中国疾病预防控制中心发布的《中国初中生和高中生牛奶和牛奶制品消费量（2016—2017年）》显示，农村仅有11.5%的中学生达到了推荐量，低于城镇中学生22.7%。此外，农村地区存在含糖乳饮料、乳酸菌等可以替代乳品的认知误区，进一步拉大了城乡儿童乳品消费差距，甚至成为一些落后农村地区儿童营养不良的主要原因。农村地区家长在选购牛奶时普遍存在误区，认为含糖乳饮料、乳酸菌等营养含量丰富，可以替代牛奶。认知误区和饮奶量不足使农村儿童不能获取足够的营养，儿童营养不良问题长期存在（崔红，2007；房长芳，2016；张倩，2016）。

儿童乳品消费结构较单一。我国儿童乳品消费结构较单一，突出表现在常温奶消费占比高，干乳制品和低温鲜奶占比少。从国内乳品加工和贸易宏观数据看，我国乳品消费主要以液态奶为主，约占乳品总消费量的66.5%，其中常温奶占液态奶总消费的62%；奶酪、黄油等干乳制品消费量较低，2021年我国人均奶酪、黄油消费分别为0.2公斤/年、0.1公斤/年。而奶业发达国家，乳品消费以干乳制品为主，液态奶和干乳制品的消费比例大致为3∶7。日本近些年来也逐步形成了以干乳制品为主的消费结构，2019年日本干乳制品消费占比达到57.1%。微观调研数据也证实了我国儿童乳品消费结构较为单一。2021年农业农村部食物营养所开展的儿童乳品消费调研数据显示，有62.4%的儿童主要消费常温奶，41.5%的儿童主要消费发酵乳，仅有21.1%和3.9%的儿童主要消费低温鲜奶、奶酪，还有27.1%的儿童选择乳饮料。

第二章

国家"学生饮用奶计划"推广现况调查分析

一、国家"学生饮用奶计划"推广现况

国家"学生饮用奶计划"是我国第一个由中央政府批准并组织实施的全国性的中小学生营养改善专项计划。国家"学生饮用奶计划"于1998年开始策划和准备,1999年12月30日国务院批准实施。2000年8月,农业部、国家发改委、教育部、卫生部、财政部、国家质量监督局、国家轻工业局七部委联合发布了关于实施国家"学生饮用奶计划"的通知,正式启动国家"学生饮用奶计划",同时制定了《国家"学生饮用奶计划"实施方案》。2001年4月,成立了国家"学生饮用奶计划"专家委员会。2013年9月,农业、教育等国家七部门决定,将国家"学生饮用奶计划"推广工作整体移交中国奶业协会,发挥社会力量和利用市场机制,继续推进"学生饮用奶计划"的实

施。国家"学生饮用奶计划"的推广起步于大城市,而后向中小城市和农村推进。2011年10月,国家启动农村义务教育学生营养改善计划试点后,带有"中国学生饮用奶"标志的牛奶走进乡村学校,推广范围迅速扩大。目前,"学生饮用奶"已覆盖全国31个省、自治区、直辖市的6万多所学校,2016年全国在校日均供应量达到1517万份,惠及2000多万名学生。在校饮用奶超过100万人的省(自治区)有8个,河南省超过200万人。截至2017年5月底,共有61家乳品加工(集团)企业的98家乳品加工厂在中国奶业协会注册,许可使用"中国学生饮用奶"标志。2019年,全国"学生饮用奶"日均供应量达1850万份以上,惠及2200万名中小学生。在册"学生饮用奶"生产企业117家,隶属70家集团公司,分布在全国的28个省、自治区、直辖市,日处理生鲜乳总量为5万多吨。备案"学生饮用奶"奶源基地366家,分布在全国29个省、自治区、直辖市,泌乳奶牛总存栏近40万头,日均供应生鲜乳1万多吨。

"学生饮用奶计划"是在世界范围内广泛认可的一种改善学生营养健康、提高身体素质的重要手段。国际乳品联合会(IDF)2020年发布的数据显示,目前全世界有60多个国家参与"学生饮用奶"项目,至少有1.6亿名儿童从

"学生饮用奶"中受益。我国"学生饮用奶计划"是一项大规模的营养干预，对于促进奶业发展、普及奶类消费、增强学生体质以及培养潜在消费群体具有重要意义。中国实行"学生饮用奶计划"已有20余年，覆盖人数达到3200万，如果以2021年义务教育学生人数1.58亿计算，我国现阶段"学生饮用奶计划"覆盖比例约为20%，我国"学生饮用奶"的发展从无到有，覆盖范围从小到大，对增强学生体质、提高学生营养健康水平、增加奶类消费起到了积极作用。但我国"学生饮用奶计划"的参与比例与世界平均水平相比仍有较大差距，一些地区的学生及家长对学生饮用奶持怀疑甚至是抵制态度，我国"学生饮用奶"事业的进一步发展仍然面临诸多挑战和制约。我国"学生饮用奶"主要实施地区为城镇地区，农村地区尤其是经济发展水平相对较低的地区覆盖率仍然很低，积极提升农村地区"学生饮用奶"覆盖比例不仅可以改善农村儿童长期存在的超重肥胖、隐性饥饿等多种形式的营养不良问题，而且对于培育农村居民牛奶消费习惯、提升牛奶消费市场具有积极意义。

二、国家"学生饮用奶计划"推广调研分析

政府、社团、企业、学校的推广行为是影响"学生饮用奶计划"覆盖率的重要因素。了解政府、社团、企业、学校等相关主体在"学生饮用奶"事业发展过程中的作用以及对于"学生饮用奶计划"的认知与诉求，有利于改进"学生饮用奶"推广方法，更好地契合学生及家长等消费主体需求，提升其参与意愿。因此，受农业农村部畜牧兽医局委托，农业农村部食物与营养发展研究所于2021年开展了国家"学生饮用奶计划"推广情况调研。调研团队由高校、科研院所、行业协会等多个单位专家组成，调研组与农业农村、教育、卫生健康、市场监管等部门及相关"学生饮用奶"供应企业和实施学校开展座谈，并实地调研了学生饮用奶供应企业，对"学生饮用奶"实施基本情况、企业供应"学生饮用奶"的做法和经验、"学生饮用奶"推广过程中存在的问题和困难、"学生饮用奶"推广建议等方面展开分析。

（一）"学生饮用奶"奶源基地建设和质量安全情况

1. "学生饮用奶"奶源基地建设情况

"学生饮用奶"奶源基地是"学生饮用奶"推广的基础保障。《国家"学生饮用奶计划"推广管理办法》中规定要对"学生饮用奶"奶源基地实施备案管理。为提高奶源基地和加工企业的管理水平，中国奶业协会牵头出台了《学生饮用奶奶源基地管理规范》（T/DAC 002—2017），进一步规范了"学生饮用奶"奶源基地建设和管理，保障了"学生饮用奶"质量安全。截至2020年，备案"学生饮用奶"奶源基地317家，泌乳牛总存栏40多万头，日均可生产牛乳12000多吨。调研发现，"学生饮用奶"奶源基地建设对推动奶牛标准化生产、规范化管理以及促进奶牛产业转型升级具有重要意义。以湖南省为例，通过"学生饮用奶"奶源基地建设取得以下四个方面效果：一是标准化程度显著提高。奶源基地奶牛养殖实现了机械化挤奶全覆盖，标准化、智能化、生态化程度不断提高。二是生产管理更加规范。全省"学生饮用奶"奶源基地牧场均参加奶牛生产性能测定，均制订年度牛群改良和繁殖计划及相关记录。三是质量安全得到保障。近三年来，每年抽检"学生饮用奶"奶源基地生鲜乳样品45批次以上，合格率为100%。四是监督管理规范合理。湖南省每年下发生鲜乳质量安全监测计划和《生乳》国标指标监测计划，统一制定《关于开展生鲜乳专项整治行动的通知》和《农产品质量安全专项整治工作方案》。

2. "学生饮用奶"奶源质量安全情况

奶源是乳品加工生产的"第一车间"，要生产质量安全有保障的"学生饮用奶"，必须从奶源抓起。各省（自治区、直辖市）都非常重视"学生饮用奶"奶源质量安全。各省（自治区、直辖市）"学生饮用奶"奶源基地总体上管理规范有序、防疫严格规范、制度标准完备，这些为生产高质量"学生饮用奶"奠定了基础。但是同时也发现个别小牧场在人员配备、管理水平等方面存在风险隐患，建议后续对"学生饮用奶"奶源基地准入条件进行严格规范，对"学生饮用奶"奶源基地的泌乳奶牛存栏数、饲养设施设备、疫病防疫检疫、奶牛生产性能测定、牛奶产量及质量安全等方面进行严格控制，消除安全隐患，进一步降低"学生饮用奶"的质量风险。

（二）"学生饮用奶"市场需求和新增试点推广情况

1. "学生饮用奶"市场需求情况

国家"学生饮用奶计划"的推广起步于大城市，之后向中小城市推进,农村地区尤其是贫困地区尚未普及。2011年10月,国家启动农村义务教育学生营养改善计划试点,带有中国学生饮用奶标志的"学生饮用奶"产品随之走进了农村地区学校,"学生饮用奶"的推广范围开始迅速扩大,日均供应量开始迅速提高,2013年达到最高的2160万份。受学校供餐模式调整影响,2014年、2015年供应量有所下降,随着农村义务教育学生营养改善计划范围的进一步扩大以及"学生饮用奶"自主征订量的增加,2016年至今,"学生饮用奶"供应量呈现逐年回升的趋势。截至2020年,全国"学生饮用奶"在校日均供应量约为2130万份,覆盖到全国31个省、自治区、直辖市的63000多所学校的2600万名中小学生。在产品品类方面,以超高温灭菌乳与调制乳等常温学生饮用奶为主,部分学校开始尝试巴氏奶、发酵乳和奶酪。

2. 新增"学生饮用奶"产品种类试点推广情况

为落实《国务院办公厅关于推进奶业振兴保障乳品质量安全的意见》(国办发〔2018〕43号)关于"大力推广国家学生饮用奶计划,增加产品种类,保障质量安全,扩大覆盖范围"的要求,中国奶业协会于2020年1月发出通知启动增加"学生饮用奶"产品种类试点工作,确定了首批22家试点企业,选定了巴氏杀菌乳、发酵乳和再制干酪作为新增产品种类。随着"学生饮用奶计划"的持续开展以及消费者营养认知和消费需求的升级，学生对牛奶口味要求多样化，对品质要求高端化。多数省份和企业启动了增加"学生饮用奶"产品种类试点工作，乳品生产企业和奶业协会结合当地实际情况，在广泛征求相关部门和行业意见的基础上增加产品种类。例如，山东省选定了巴氏杀菌乳、发酵乳和再制干酪作为新增产品种类，江苏省新增发酵乳、调制乳、巴氏杀菌乳等产品种类，北京目前常温酸奶、有机"学生饮用奶"已经上市，低温酸奶、低温鲜奶、奶酪在奶协备案中。

（三）"学生饮用奶计划"推广的成功经验和典型模式

1."学生饮用奶计划"推广的成功经验

（1）政府提供政策支持和补贴

目前，"学生饮用奶"推广项目的实施按照市场机制，依靠社会力量开展。为进一步实施"学生饮用奶"推广工作，部分地方政府对"学生饮用奶"给予政策支持和/或一定补贴。以湖北为例，2020年和2021年，省政府连续两年将国家"学生饮用奶计划"推广写进省政府工作报告，孝感、随州、鄂州等市积极响应与跟进。在黄冈，国家"学生饮用奶计划"推广更是7年中6次被写入《政府工作报告》。调研发现，有政府补贴的地区"学生饮用奶"推广效果好，普及率高，且持续稳定。例如，青岛胶州、即墨等地区采用政府补贴和企业让利的方式为农村地区学生提供"学生饮用奶"，使"学生饮用奶"普及率达90%以上，远远高于学生自主征订的普及比例（自愿征订率一般不高于50%），且2017年以来普及率保持稳定。

（2）保障"学生饮用奶"质量安全

质量安全是奶业持续健康发展的生命线。"学生饮用奶"既是普通乳品，更是特殊乳品。相关部门在"学生饮用奶"原料奶和产品的监督检验方面获得了成功经验。一是通过奶源基地的筛选及生产管理设施的不断完善，提高奶牛标准化养殖水平，为"学生饮用奶"奶源质量安全提供坚实保障；二是"学生饮用奶"生产企业建立完善的"学生饮用奶"生产加工、配送及回收环节管理机制，建立健全"学生饮用奶"安全生产管理和可追溯机制，切实保障"学生饮用奶"的安全，消除各方对"学生饮用奶"安全方面的顾虑；三是加强"中国学生饮用奶标志"管理，实行多层把关认定，并建立"国家学生饮用奶计划推广管理信息系统"，对推广工作实施全程信息化管理。

（3）开展"学生饮用奶"推广引导工作

"学生饮用奶"工作机构、生产企业等相关主体重视和支持这项工作，开展"学生饮用奶"推广引导工作，建立了良好的"学生饮用奶"推广制度。一是中国奶业协会和部分省级学生饮用奶主管部门制定了《"学生饮用奶计划"推广管理办法》和《"中国学生饮用奶"标志》多项团体标准，让"学生饮用奶计划"推广工作有法可依、有标可循。二是通过企业进校园，学生及家长进企业等公益互动活动，深入宣传"学生饮用奶"生产和饮用知识，获取学校和家长的认可和信任，提高征订率。三是合理有效地进行"学生饮用奶"知识宣传推广，如通过家长开放日、致家长的一封信、公益课堂、家长会等多形式、多渠道的宣讲活动，普及国家相关政策和学生饮用奶营养健康知识，争取学生和家长的认可与支持，为推广"国家学生饮用奶计划"营造了良好的社会舆论环境。

2. "学生饮用奶"推广典型模式和特征

（1）政府补贴+企业让利模式

典型模式：地方政府提供不同标准"学生饮用奶"资金补贴，有"学生饮用奶"生产资质的企业通过招投标方式进入政府"学生饮用奶"供应体系，在价格上提供一定的让利优惠，生产企业与"学生饮用奶"定点学校直接对接，负责"学生饮用奶"的配送和相应的管理。

主要特征：补贴多数分布在乡村或郊区中小学校；学

生免费或少量付费即可获得"学生饮用奶"，主要在课间饮用；产品仅限于国家或地方认可的具备"学生饮用奶"标识的产品；征订率较高，稳定和持续性好。

（2）学生营养餐+学生饮用奶模式

典型模式：结合"国家农村义务教育学生营养改善计划"，由企业争取政府部门将学生饮用奶列入营养餐补贴范畴，参与政府集中采购，主要采用加餐的模式即早餐或中餐加一杯牛奶的"食堂+牛奶"模式，使"学生饮用奶"作为学生营养餐的搭配产品进入校园。

主要特征：一般不受"学生饮用奶"生产资质限制，任何乳制品生产企业或任何市售乳制品都可以通过参与竞标进入；营养配餐通常有餐费标准限制，所以对乳制品价格敏感，经过审核的具备"学生饮用奶"标识的产品竞争力弱；不能保证乳制品每天供应，通常隔天或每周一次到两次搭配供应；奶企不与学校直接对接配送，而是对接配餐公司。

（3）自主征订+自助售奶机模式

典型模式：企业在征得相关部门许可后，直接与学校对接推广"学生饮用奶"产品，以学生自愿征订的形式付费按量供应，或者在学校放置自助售奶机，学生可自愿购买。

主要特征：地方政府和相关部门尤其是教育部门的支持和配合力度起到关键作用；学校不参与收费，洗清不当得利的嫌疑；企业在"学生饮用奶"推广、生产、配送回收管理等方面投入较大；征订率不稳定，优质公办和民办学校征订率相对较高。

三、"学生饮用奶计划"推广工作中存在的主要问题

第一，政府支持力度有限，相关部门缺乏有效工作机制。一是部分省有关"学生饮用奶"推广的官方指导文件多为早期下发，近几年鲜少出台有关"学生饮用奶"的专项文件，已不能满足"学生饮用奶"推广新形势的需要。二是学生饮用奶计划作为国家计划，缺少中央财政配套资金支持，地方政府也少有资金支持，缺少税费优惠机制。三是"学生饮用奶"推广涉及部门众多，在实际推广过程中部门之间没有形成长效联动协调机制，相关部门对"学生饮用奶"的态度不一，没有在推广过程中形成合力，降低了办事效率，影响了"学生饮用奶"的推广。

第二，企业承受双重压力，影响其推广"学生饮用奶"积极性。一是"学生饮用奶"售价低于市场商品奶，

企业利润较低，部分定点企业生产推广"学生饮用奶"无利可图甚至出现亏损，导致企业推广积极性不高。二是承担食品安全风险较高，部分"学生饮用奶"突发事件，可能是由于学生操作不当造成的，但仍然需要企业承担责任，加大了企业推广的压力。三是"学生饮用奶"由于多数在学校饮用，学校开学之时正处于奶源供应紧张之时，供需矛盾加大了企业的供应压力。

第三，市场存在无序竞争，需要进一步规范。"学生饮用奶"作为面向广大学生供应的特殊商品，具有质优价廉的优势，应当积极在学校进行供应。但从调研情况来看，部分学校并未对"学生饮用奶"和商品奶进行区分，只是要求供应牛奶，因此大量的商品奶作为"学生饮用奶"进入了学校，如2020年山东省供应"学生饮用奶"1.87万吨，普通商品奶占比达到一半。同时在入校的产品中有一定比例的乳饮料代替了"学生饮用奶"，不仅挤压了"学生饮用奶"的市场份额，也没有给学生提供足够的营养。部分"学生饮用奶"供应采用招投标形式进行，投标企业之间价格竞争激烈，企业利润因比拼价格而降低，企业可能会采取降低质量的方式来压缩成本，从而保证自身利润。

第四，对学生饮用奶认识不到位，推广工作过于谨慎。一是在将"学生饮用奶"推广工作移交给奶业协会之后，部分家长认为"学生饮用奶"的公信力下降，不认可由奶协主导推广的"学生饮用奶"产品，对"学生饮用奶"质量产生误解。二是教育部门认为供应"学生饮用奶"属于商业行为，没有为"学生饮用奶"入校提供必要支持，同时会担心承担较大的食品安全风险，对"学生饮用奶"进校积极性不高。三是学校推广"学生饮用奶"属于教师额外工作，没有列入教师考核评比，教师只是无偿承担"学生饮用奶"的发放工作，因此教师对"学生饮用奶"管理工作积极性不高。四是缺乏良好的舆论宣传、引导和普及氛围，社会各界对"学生饮用奶"缺乏科学认识，媒体对乳糖不耐症的负面炒作引发公众对乳制品安全的过度担忧，导致推广工作受阻。

四、典型省份推广案例分析

（一）山东省"学生饮用奶"推广情况分析

1. 山东省"学生饮用奶"推广基本情况

山东省"学生饮用奶"计划于2015年实施，最初认定的定点企业有7家，至今已发展成18家，年产生鲜乳62.5万吨，备案"学生饮用奶"奶源基地21家，奶牛4万余头，日供应鲜奶1240吨。2020年山东省共有55万名学生参与了"学生饮用奶"计划,约占全国参与人数的2.1%。覆盖全省110个县市,"学生饮用奶"年供应量为1.87万吨,其中常温奶占比60%,低温奶占比40%。山东省"学生饮用奶"推广量总体上呈上升趋势,但地区之间接受度有差异,"学生饮用奶"供产品种类有差异,各地区补贴情况也不同。城镇地区家庭收入水平高,乳制品购买力强,对"学生饮用奶"消费产生了一定的替代作用。有财政补助的地区对"学生饮用奶"入校持积极态度,如胶州市每年提供1200万元资金补助"学生饮用奶",当地"学生饮用奶"推广相对容易。

2. 山东省"学生饮用奶"推广经验

一是完善"学生饮用奶"管理办法,推动山东省"学生饮用奶"事业持续健康发展。出台了《山东省学生饮用奶计划推广管理办法》(2021年版),修订《山东学生饮用奶奶源基地管理规范》。山东省畜牧协会奶业分会修订《山东省学生饮用奶计划推广管理办法》,制定1项"学生饮用奶"团体标准,让"学生饮用奶"计划推广工作有法可依、有标可循。创新管理方式,进一步完善生鲜乳价格协调机制,强化媒体宣传,动员各方力量,连续多年组织举办了"好牛奶就在你身边"——山东省乳品企业优秀品牌展活动，并成功举办了两届山东奶业文化艺术节。

二是政府高度重视食品安全问题，把"学生饮用奶"质量安全作为生命线。山东省在《农产品质量安全法》的基础上出台了《山东省农产品质量安全条例》和《山东省农产品质量安全监督管理规定》。省畜牧兽医局出台了"黑名单"制度和监测工作规范，持续开展地方标准制修订工作，及时做好地方标准清理评估，积极组织实施标准化示范县项目，有力推进了畜牧业标准化进程。山东省连续5年开展生鲜乳质量安全专项整治行动，严厉打击相关违法事件。

三是增强家长对"学生饮用奶"的认识，培育学生的牛奶消费习惯。组织家长参观"学生饮用奶"生产企业，增进家长对"学生饮用奶"的了解和认同感，提升家长参与意愿。山东省教育系统定期组织学生家长参观企业，深入了解"学生饮用奶"生产工艺和产品类型，并与家长签订相关合同。加强"学生饮用奶"消费引导，举行相关科普活动和"学生饮用奶"赠予活动，培育学生的牛奶消费习惯。山东省每年组织国际乳品饮料展览会并开展山东省畜牧业博览会对"学生饮用奶"进行专题展览，宣传牛奶营养健康知识，普及"学生饮用奶"相关常识，提升消费者的"学生饮用奶"和乳制品认知水平。山东省"学生饮用奶"企业常态化举办乳品健康消费相关科普活动并通过捐赠"学生饮用奶"的方式履行企业的社会责任,培育学生的牛奶消费习惯。

四是降低"学生饮用奶"价格,丰富"学生饮用奶"种类。政府补贴降低"学生饮用奶"价格。山东省采用地方财政补贴和企业让利相结合的方式切实降低"学生饮用奶"价格,做到让利于学生,让学生真正得到实惠。以常温奶和低温奶相结合的供应服务方式,满足学生口感需求。山东省采用国标常温奶和省标低温奶相结合的方式,既保证了学生正常的营养摄入,又满足了学生对口感的需求,得到学校、家长、学生的认可。

3. 山东省"学生饮用奶"推广的典型模式和特征

山东省"学生饮用奶"推广主要有四种典型模式。

第一,常温奶和低温奶相结合的供应模式。这种模式有利于满足学生对营养和口感的需求,丰富了学生和家长的选择,得到了学生和家长的认可。

第二,"学生饮用奶"与营养餐工程相结合的推广模式。这种模式将"学生饮用奶"供应与农村义务教育学生营养改善计划相衔接,让"学生饮用奶"走进更多的乡村学校。

第三,政府主导和学校引导相结合的推广模式。政府主导指政府直接招标采购"学生饮用奶"下发至相关学校。学校引导指学校自主招标或与"学生饮用奶"企业达成合作意向，由企业为学校直接提供"学生饮用奶"。

第四，政府补贴、企业让利和家长出资相结合的推广模式。由地方政府提供一定比例的资金，企业降低一定比例的利润，家长承担一定比例的费用购买"学生饮用奶"。政府和企业合力降低"学生饮用奶"价格，降低了家长购买"学生饮用奶"的经济负担。

4. 山东省"学生饮用奶"推广过程中存在的问题及建议

（1）山东省"学生饮用奶"推广中存在的问题

"学生饮用奶"推广资金支持力度不够大，税费优惠政策不完善。目前山东多数地区仍采用市场化运作机制，只有少数地区推广"学生饮用奶"有财政资金补助，企业生产和销售"学生饮用奶"也没有税费优惠政策。学校对"学生饮用奶"的价格非常敏感，"学生饮用奶"的定价要低于市场商品奶才有入选的可能，企业利润低、压力大，造成企业生产和推广"学生饮用奶"的动力不足。此外"学生饮用奶"推广工作涉及部门众多，政府的资金补贴由哪个政府部门承担也是需要考虑的问题。

政府支持力度有限，部分地区推广阻力大。"学生饮用奶"推广工作已整体移交中国奶业协会，政府由全面管理转变为监督管理。山东省政府部门不再牵头"学生饮用奶计划"之后对"学生饮用奶计划"的干预力度有所下降，适用的相关文件出台时间大多是在2010年之前，"学生饮用奶"推广工作移交山东省畜牧协会奶业分会之后只有2015年政府出台过相关专项文件，已不能满足"学生饮用奶"推广新形势的需要。政府支持力度下降导致部分家长对"学生饮用奶计划"公信力产生怀疑，制约了学生奶的推广。

产业链环节未能实现有效贯通，低温奶入校仍有难度。多数"学生饮用奶"供应是由企业联系学校，使得企业在"学生饮用奶"推广入校方面消耗的时间较多，打击了企业的积极性。奶源基地的生产环节和企业的存储和运输等环节连接不畅通，"学生饮用奶"运送到学校后学校的存储和消费等环节仍然有待完善。低温奶保留活性物质较多，营养更加丰富，但低温奶对运输条件和储存条件的要求更高。在学校推行低温奶需要投入大量的低温储存设备，增加了企业和学校的成本。成本增加带来了低温奶价格上涨，造成学校对低温奶入校没有积极性。

推广"学生饮用奶"涉及多部门，协调机制有待完善。由于"学生饮用奶"的供应地点和消费场所是学校，教育部门及学校对"学生饮用奶"可能出现的食品安全风险非常担忧。出于规避风险考虑，不愿意在学校大规模推广。此外教育部门认为供应"学生饮用奶"属于市场行为，自身作为行政单位不应该干预。学校认为供应"学生饮用奶"增加了学校和教师的负担，占用了正常教学的时间。"学生饮用奶"入校之后学校要划拨专门的储物间进行存储，还要配备相应的管理人员，增加了学校的人力和物力成本。"学生饮用奶"在分发和饮用后的垃圾回收增加了学校的时间成本。对"学生饮用奶"的管理和发放没有计入教师考核，教师对在学校推广"学生饮用奶"积极性不高。"学生饮用奶"推广涉及部门众多，在实际推广过程中部门之间没有形成长效联动协调机制，降低了办事效率。

（2）针对山东省"学生饮用奶"推广的建议

政府加大资金支持力度，对"学生饮用奶"生产定点企业提供税费优惠。当前我国还没有出台关于学生营养的专门的法律，影响了我国"学生饮用奶"项目开展实施的有效性和可持续性。出台专门的法律是使"学生饮用奶"推广工作有法可依、为广大学生改善营养必不可少的保障。对"学生饮用奶"进一步加大补贴力度。首先要在价格方面加大补贴，增加补贴的数量，扩大补贴的范围，由市场化运行改为半补贴式运行，让学生能够购买到质优价廉的牛奶。对生产"学生饮用奶"的企业加大扶持力度，对相关税费进行减免，降低企业负担和产品价格，提高企业积极性。

相关职能部门密切配合，合力推广"学生饮用奶"。"学生饮用奶计划"由政府多个职能部门共同实施，构建了行政与市场相结合的运行模式，建议实行企业为主体，联合有关力量共同推广的方式。"学生饮用奶"要长期坚持和发展，就必须进一步强化协调多部门支持，尤其是农业农村系统、教育系统、财政系统和卫生系统要密切协调配合，形成协调联动机制。农业农村系统重点保障奶源基地建设，提升原料奶质量，提供优质奶源；教育系统负责直接推动"学生饮用奶"进入学校，强化宣传教育，加强国际交流，营造良好推广氛围；财政系统要加大财政支持力度，通过财政补贴真正将"学生饮用奶"打造成质优价廉的食物；卫生系统要建立健全"学生饮用奶"食品安全响应机制，不断完善对应急事故的处理机制，快速响应、及时处理可能发生的食品安全事故。积极推动政府将"学生饮用奶"推广工作纳入政府工作报告或相关民生工程，以政府行为鼓励、支持、引导"学生饮用奶"推广工作，评选"学生饮用奶"推广效果良好的地区和学校，予以表彰。

加强质量安全监管，保证安全和营养。目前"学生饮用奶"面向的人群为中小学生，具有不同于一般乳制品的特殊性，对"学生饮用奶"的质量安全也要有更高的要求。在今后"学生饮用奶计划"推行工作中，要着力加强质量安全监管，覆盖生产、加工、流通、消费全链条，确保"学生饮用奶"的质量安全。严格落实乳品企业质量安全第一责任，企业要加强自检自查，在奶牛饲喂、兽药投入等方面加强监管。对"学生饮用奶"质量安全进行动态监测，并对"学生饮用奶"质量安全进行风险评估，及时发现并消除风险隐患。划定低温"学生饮用奶"供应范围，完善冷链供应系统，强调当天生产当天饮用，指导企业就近供应低温"学生饮用奶"，充分保证供应时效和"学生饮用奶"口感和质量。

完善"学生饮用奶"相关制度，发挥学校的重要作用。完善"学生饮用奶"产品的市场准入制度，严格禁止调制乳代替"学生饮用奶"入校，严格禁止非定点企业进校销售。"学生饮用奶"招投标过程中要保证公平竞争，避免出现暗箱操作和地域保护等现象，坚决打击恶性竞争和恶意举报行为，规范"学生饮用奶"市场。加大对低温奶生产控制，在原料、包装、加工工艺等方面进行严格控制，将低温鲜奶所含微生物控制在合理范围内，确保产品质量安全。学校应将"学生饮用奶"发放和管理纳入教师考核指标，将"学生饮用奶"工作作为正常的教学工作来做，改变"学生饮用奶"工作是额外的教学任务的观念。对"学生饮用奶"发放和管理工作做得较好的教师进行表彰，提升教师参与积极性。

（二）江苏省"学生饮用奶"推广情况

1. 江苏省"学生饮用奶"推广的基本情况

2000年国家实施"学生饮用奶计划"之后，江苏省政府领导做出批示，江苏省农业农村厅（原农业厅）立即会同相关部门进行了专题调查和研究，由省农业农村厅牵头并邀请专家起草相关管理办法。江苏省七委厅局联合下发文件，统一规范计划实施工作，并参照国家做法成立省际协调小组，将办公室设在省农业农村厅，负责计划实施的日常工作，并成立了江苏省"学生饮用奶"专家库。"学生饮用奶"推广工作移交中国奶业协会之后，江苏省将"学生饮用奶"推广工作整体移交省奶业协会。江苏省奶协（后并入畜牧业协会）结合江苏实际情况制定了《江苏省学生饮用奶计划实施办法》。江苏省学生饮用奶供应采取推广国家认定"学生饮用奶"产品和省内认定"学生饮用奶"产品双轨并行的方法，国标产品主要为常温"学生饮用奶",省标产品主要为低温"学生饮用奶"。

自江苏省"学生饮用奶计划"开展以来,推广工作稳步推进,"学生饮用奶"推广总量逐步增加。2013年日均推广总量达到200万份,推广学校7000多所,覆盖70多个城市和1500多个乡镇。目前江苏全省申请使用"中国学生饮用奶"标志企业有8家,使用"江苏学生饮用奶"标志标识的企业有20家。2020年江苏省学生饮用奶日均供应量为50万—100万份。

2. 江苏省"学生饮用奶"推广措施

制定较为完善的管理办法,引导和规范"学生饮用奶计划"的实施。江苏省根据本省实际情况相继出台了《江苏省〈国家"学生饮用奶计划"暂行管理办法〉实施细则》《江苏省学生饮用奶定点生产企业申报和评定、验收暂行办法》《江苏省学生饮用奶质量暂行规定》《江苏省学生饮用奶定点生产企业认定条件与考核管理办法(试行)》等,并与企业签订《江苏省学生饮用奶安全管理责任状》,管理办法的出台规范了江苏"学生饮用奶计划"的实施。江苏省在全省范围内成立了"学生饮用奶"工作机构,负责"学生饮用奶"计划的开展、宣传和质量安全监管工作。各级机构积极开展"学生饮用奶"推广工作,切实加强对"学生饮用奶"质量安全的监管,规范"学生饮用奶"供应秩序和生产企业的行为。各级工作机构加强对定点企业"学生饮用奶"各个环节的监督检查，协调有关部门对产品进行抽检。

国标"学生饮用奶"供应和省标"学生饮用奶"供应双轨并行。江苏省采用国标常温奶和省标低温奶供应双轨并行的推广方式，既保证了学生对"学生饮用奶"口感的需求和选择，也保证了"学生饮用奶"的营养，得到了家长和学生的认可。

强化"学生饮用奶"质量安全意识，加强质量管理。自2002年以来江苏省每年召开"学生饮用奶"生产企业座谈会和工作会议，对"学生饮用奶计划"实施过程中存在的问题、对策和建议进行了讨论，将保证"学生饮用奶"质量安全放在突出位置，认真落实"学生饮用奶"安全管理责任制，要求企业高度重视质量安全，认真执行相关管理办法，开展企业自查活动。江苏省把具有充足稳定的优质奶源、实行机械化挤奶方式、原料奶符合国家标准、细菌指数达到一级要求、布鲁氏杆菌病和结核病监测合格作为申报"学生饮用奶"定点企业的硬性条件，并要求严格控制乳房炎牛奶混入原料奶。江苏省严格管控"学生饮用奶"奶源基地，定点生产企业的"学生饮用奶"奶源基地必须通过无公害产地认定。江苏省要求"学生饮用奶"

必须为100%的纯牛奶，严禁使用复原乳生产"学生饮用奶"，对菌落总数和酸度指数在国家质量标准基础上进一步提高要求，保证"学生饮用奶"质量安全。

开展业务培训，提高企业质量管理水平。江苏省为提高企业技术人员的质量管理水平多次举办质量安全管理培训，围绕优质原料奶生产、加工过程质量控制、质量管理体系的建立、产品的检测检验等方面进行培训，切实提高企业质量管理水平，保障"学生饮用奶"质量安全。江苏省指导企业建立严格的责任制度和管理体系，压实各级管理部门责任，将各项管理措施落实到具体部门和相关负责人。在质量管理方面建立危害分析和关键控制管理系统，在人员培训、工艺要求、质量标准等方面严格把关，在"学生饮用奶"配送方面做到企业直供学校以减少中间环节，强化质量管理。

完善冷链配送系统，保证低温"学生饮用奶"准时送达。江苏省"学生饮用奶"供应种类以低温奶为主，为保证低温"学生饮用奶"的新鲜和安全，江苏省划定低温"学生饮用奶"供应范围，强调当天生产当天饮用，指导企业就近供应，充分保证供应时效以及口感和质量。

建立江苏省"学生饮用奶"专家库。江苏省积极调动广大专家参与"学生饮用奶"推广工作，邀请专家参与

"学生饮用奶"生产企业评定验收工作，提高评定验收效率，强化对"学生饮用奶"宣传推广和监督管理。同时江苏省建立和完善专家责任追究制度，杜绝评审、考核中的不正之风，增强责任心，增加透明度。

3. 江苏省"学生饮用奶"推广过程中存在的问题

缺少财政资金支持，推广机制需完善。"学生饮用奶"推广工作移交中国奶业协会之后，政府由全面管理学生奶推广工作转变为监督管理。奶业协会接手学生奶推广工作之后政府支持力度下降。在对产品监管上，由于没有专项经费支持，"学生饮用奶"的日常监管未能纳入市县监督计划。"学生饮用奶"推广涉及部门众多，在实际推广过程中部门之间没有形成长效联动协调机制，相关部门对"学生饮用奶"的态度不一，在推广过程中没有形成合力，降低了办事效率，影响了"学生饮用奶"的推广。在学校推广"学生饮用奶"属于教师额外工作，没有列入教师考核评比，教师只能无偿承担"学生饮用奶"发放工作，因此教师对"学生饮用奶"管理工作积极性不高。

"学生饮用奶"应急处置机制不健全。"学生饮用奶"作为一种特殊的商品，饮用人群众多，食品安全问题成为各方关注的焦点。在江苏省"学生饮用奶"推广过程中，一些地区职能部门和学校危机处理意识模糊，食品安全应急机制不健全，在"学生饮用奶"出现突发事件时不能迅速做出反应，查明原因，澄清事实，给"学生饮用奶"带来了不必要的消极影响，影响了"学生饮用奶"的声誉。

"学生饮用奶"品种较单一，低温"学生饮用奶"入校成本高。江苏省"学生饮用奶"供应范围包含幼儿园，但国家或省内认定的"学生饮用奶"规格较少且主要是常温奶，难以满足学龄前儿童的选择。部分学校采用供餐形式供应，"学生饮用奶"尤其是低温"学生饮用奶"可选规格相对较少，供餐公司不得不选择商品奶进行补充，挤占了"学生饮用奶"的市场份额。低温奶对运输条件和储存条件的要求较高，因此学校推行低温奶需要大量的低温储存设备投入，增加了企业和学校的成本。成本增加带来了低温"学生饮用奶"价格上涨，以致学校对低温奶入校缺乏积极性。此外，由于低温奶保鲜时效性较短，跨区订奶延长了运输时间，导致跨区订奶难度较大。

"学生饮用奶"售价较低，导致企业推广承受较大压力。"学生饮用奶"售价低于市场商品奶，企业推广"学生饮用奶"利润较低且承担食品安全风险较高。部分"学生饮用奶"突发事件可能是由于学生操作不当造成，但仍然需要企业承担责任，加大了企业推广的压力。"学生饮用奶"由于多数在学校饮用，学校开学之时正处于奶源供应紧张之时，供需矛盾加大了企业的供应压力。此外，由于"学生饮用奶"供应缺少财政支持和税费优惠，企业在面对原料奶涨价的局面时却难以提高"学生饮用奶"售价，部分定点企业生产推广"学生饮用奶"无利可图甚至出现亏损，因此企业推广"学生饮用奶"的积极性不高。

"学生饮用奶"操作有待规范，市场竞争较为激烈。"学生饮用奶"作为面向广大学生供应的特殊商品，具有质优价廉的优势，应当积极在学校进行供应。但从调研情况来看，部分学校并未对"学生饮用奶"和商品奶进行区分，只是要求供应牛奶，因此大量的商品奶作为"学生饮用奶"进入了学校，在入校的产品中有一定比例的乳饮料代替了"学生饮用奶"，不仅挤压了"学生饮用奶"的市场份额，也没有给学生提供足够的营养。江苏部分"学生饮用奶"供应采用招投标形式进行，投标企业之间价格竞争激烈，企业利润因比拼价格而降低，企业可能会采取降低质量的方式来压缩成本，从而保证自身利润。在"学生饮用奶"招标过程中有部分企业或个人通过恶意举报或对参与评选"学生饮用奶"定点企业进行恶意宣传等方式来获取利益，有部分企业以招商引资作为筹码来换取"学生饮用奶"的供应权，造成了不公平竞争，对当地的营商环境也产生了不利影响。

"学生饮用奶"宣传引导力度有待提高,部分家长未认识到"学生饮用奶"的重要性。我国"学生饮用奶计划"是由政府启动的一项大规模的营养改善计划,启动之初由政府主导,部分家长认为政府牵头的项目应当具有福利性质,"学生饮用奶"应该完全免费供应,认为自愿征订的是一种变相的强制征订,因此对"学生饮用奶"有所抵触。在推广工作移交奶业协会之后,部分家长认为"学生饮用奶"的公信力下降,不认可由奶协主导推广的产品,对"学生饮用奶"质量产生误解。此外部分家长认为牛奶属于营养品、保健品范畴,未能将牛奶当作生活必需品来对待。

4. 针对江苏省"学生饮用奶"推广的建议

加大政府补贴力度,提高企业积极性。对"学生饮用奶"要加大补贴力度,增加补贴的数量,扩大补贴的范围,由市场化运行改为半补贴式运行,让学生能够购买到价低质优的牛奶,重视解决少数家庭经济困难学生喝奶问题,对困难学生加大帮扶力度,解决饮奶问题。对企业生产的"学生饮用奶"产品实行退税返还,降低产品价格和企业负担,提高企业积极性。

建立健全"学生饮用奶"应急处理机制,避免食品安全事件发生。建立完善的"学生饮用奶"预警机制，快速响应、及时处理可能发生的食品安全事故，将事故发生原因及处理结果及时通过权威媒体通报，避免产生流言和恐慌，消除不必要的不良影响。"学生饮用奶"目前面向人群为中小学生，具有不同于一般乳制品的特殊性，对"学生饮用奶"的质量安全要有更高的要求。在今后"学生饮用奶"计划推广工作中，政府职能部门要着力加强质量安全监管，加强监督检查和突击检查，将"学生饮用奶"日常监管纳入市县监督计划，加强信息共享，建立专门的信息发布平台，让学生及家长及时了解"学生饮用奶"相关资讯，保证消费者与学校及监管部门沟通畅通，形成社会监督。

明确各部门职责，形成协调联动机制。"学生饮用奶"作为在学校推广的产品，教育部门作为管理部门要积极作为，不能简单将"学生饮用奶"推广视为商业推广活动，应当看到"学生饮用奶"对学生健康的深远影响。学校应当将"学生饮用奶"的管理和发放视为教育活动，将"学生饮用奶"的日常管理列入教师考核评比之中，充分肯定教师在"学生饮用奶"的管理和发放过程中付出的劳动，调动教师积极性。教育部门和学校不能因为顾虑食品安全问题就搞"一刀切"，简单粗暴地拒绝"学生饮用奶"入校，应当正确对待"学生饮用奶"工作，承担相应责任。相关职能部门要密切配合，尤其是农业农村系统、教育系统、财政系统和卫生系统要密切协调配合，形成协调联动机制。要进一步明确农业、教育、市场监管、卫生等相关部门职责，各尽其职，形成合力。

推动低温"学生饮用奶"就近发放，丰富低温"学生饮用奶"产品规格。低温奶保质期短，对储存条件要求高，不适合长距离运输。对于征订低温"学生饮用奶"又缺少低温存储设备的学校应当保障低温奶短距离运输，在短时间内将低温奶配送至学校，保证口感和质量。要结合江苏省实际情况，积极认定其他规格的低温"学生饮用奶"产品，保证低温"学生饮用奶"种类多样，能够提供不同价位、满足不同人群的需求，为进一步提高"学生饮用奶"覆盖率创造条件。

规范"学生饮用奶"市场环境，严厉打击恶意竞争。"学生饮用奶"供应采用市场化的运作方式，对于采取招标方式进入校园的"学生饮用奶"在招投标过程中要保证公平竞争，避免地域保护和坚决打击恶意竞争和恶意举报。完善"学生饮用奶"产品的市场准入制度，严格禁止调制乳代替"学生饮用奶"入校，严格禁止非定点企业进校销售，通过制度有效规范"学生饮用奶"市场。

加强牛奶营养科普宣传，创新"学生饮用奶"宣传方式。加强奶类营养与健康知识科普，提高居民对乳品营养价值的认知，普及乳制品营养知识，倡导科学选择、健康消费乳制品，培育乳制品消费习惯。加强政府对"学生饮用奶"的宣传，通过定期进校主题宣讲活动普及饮奶知识。举办多形式相关活动，加强与媒体的联系，形成广泛宣传。

第三章

国家"学生饮用奶计划"
参与情况调查分析

近年来，随着一系列重大决策的深入推进，国家"学生饮用奶计划"推广受到越来越广泛的关注和重视。2016—2017年，《"健康中国2030"规划纲要》《国民营养计划（2017—2030年）》相继出台，均提出要全面改善中小学生营养状况。2018年，国务院办公厅印发国办发〔2018〕43号文件，明确提出"大力推广国家'学生饮用奶计划'，增加产品种类、扩大覆盖范围"。2022年5月，中国奶业协会发布了《国家"学生饮用奶计划"推广管理办法》（修订版），对原奶质量、生产工艺、入校规范操作等提出新要求，学生奶供应对象也从限定中小学生扩大至所有学生。同月，中国营养学会组织编写的《中国学龄儿童膳食指南（2022）》正式发布，该指南将牛奶定义为促进儿童和青少年，尤其是学龄儿童补充生长发育所需营养的理想食品之一。从这一系列的措施可以看到：国家"学生饮用奶计划"在政府主导、政策驱动、社会支持之下，正在得到迅速推进与落实。

中国奶业协会制定发布了《国家"学生饮用奶计划"推广规划（2021—2025年）》，提出到2025年，日均供应量达到3200万份，饮奶学生数量达到3600万人，保证学生身体素质和营养健康水平得到有效提高和改善。为有效推广国家"学生饮用奶计划"，有必要从消费者角度开展国家"学生饮用奶计划"参与情况的调查。

一、数据来源与样本描述

（一）数据来源

问卷设计题目主要包括两部分：一部分是农村儿童乳制品消费情况，包括儿童乳制品消费情况、家庭乳制品消费习惯、乳制品消费环境因素、乳制品消费者认知因素、乳制品购买因素、乳制品消费意向等问题；另一部分是农村地区"学生饮用奶计划"参与情况，包括是否参加"学生饮用奶计划""学生饮用奶计划"参与满意度情况、参与"学生饮用奶计划"后饮奶量及饮奶意识变化以及学生对学校订奶的看法等问题。

为保证问卷样本具有代表性，本研究设定问卷样本数量在300份以上，同时在我国西部和东部各选取一个调研地点进行对照调研。当前我国"学生饮用奶计划"的受众主要为接受九年义务教育的学生，因此将研究对象确定为农村6—18岁学生及家长，两次调研均采用线下实地调研，综合考虑调研精确度、调研费用，并兼顾经济有效性，采取集中入户的方式进行调研。

在调研区域的选择上，考虑到代表性和对照性两种原则，最终选择我国东部浙江省临海市和西部的贵州省六盘水市农村作为调研区域。地点选取综合考量原因有三个：一是经济发展水平差异，浙江省作为东部沿海省份，经济发展水平较高，2021年浙江省GDP总量位居全国第4，其消费水平具有一定的代表性；贵州省地处中国西南内陆腹地，可代表我国西南部经济发展水平相对较低的地区。2021年贵州省GDP总量在全国排名第22位，已有研究表明收入水平对农村居民乳制品消费具有显著影响。国家统计局数据显示，2020年浙江农村人均可支配收入为31930元，位居全国第3，临海市农村常住居民人均可支配收入为32150元。2020年贵州农村人均可支配收入为11642元，位居全国第29，六盘水市农村居民人均可支配收入为12004元。二是地理位置及交通便利程度差异，浙江省作为东部沿海省份对外开放程度高，交通便利。贵州省地处中国西南内陆腹地,全省地貌绝大多数属于山地和丘陵,交通相对不便,对外开放程度相对较低。三是东西部饮食文化差异,贵州省是一个多民族共居的省份,在饮食文化上具有鲜明的地方特色和民族特色。浙江省曲折的海岸线和湿热的气候造就了丰富的自然资源和食物种类,海洋渔业、淡水养鱼等水产资源尤为丰富。主食类农产品的产量以稻米为主,水产品消费量较高。

综上可知两个样本城市具有一定的代表性。本次调研均采用入户调研形式,由调查员向被调查者就问卷各部分问题进行说明,在遇到文化程度相对较低的被调查者时采用提问方式进行调研,并对所提问题进行说明,帮助被调查者理解从而达到获取准确调研信息的目的。

(二)样本描述

1. 一般情况分析

浙江临海市调研实际回收问卷172份,剔除因理解有误、问卷填写不完整所导致的无效观察样本后获得有效样本143份,有效回收率为83.14%。六盘水市调研实际回收问卷191份,其中有效样本163份,有效回收率为85.34%。因此总体上调查实际回收问卷363份,获得有效样本306份,有效回收率为84.30%。其中浙江临海市样本量占比

46.73%，六盘水市样本量占比53.27%，样本分布不存在较大偏差，相对合理。总体样本中男性样本148个，占比48.37%；女性样本158个，占比51.63%，性别比例相对均衡。按年龄组进行划分，6—12岁的小学生群体样本118个，占比38.56%，13—18岁的中学生群体样本188个，占比61.44%。从学历层次来看，父亲受教育程度为小学及以下的有71人，占比23.20%；母亲受教育程度为小学及以下的有86人，占比28.11%。父亲受教育程度为初中的有148人，占比48.37%；母亲受教育程度为初中的人数为155人，占比50.65%。父亲受教育程度为高中/中专/职高的有51人，占比16.67%；母亲受教育程度为高中/中专/职高的人数为32人，占比10.46%。父亲受教育程度为大专/大学的有34人，占比11.11%；母亲受教育程度为大专/大学的人数为33人，占比10.78%。父亲受教育程度为研究生及以上的有2人，占比0.65%；母亲受教育程度为研究生及以上的人数为0。总体上被调研者学历集中于初中阶段。本次调查样本居民2020年家庭人均收入方面，收入划分参考《中国统计年鉴2021》，结合实际调研数据划分为5组：年收入7500元以下为低收入组、7501—16000元为中低收入组、16001—26000元为中等收入、26001—40000元为中高收入组、40001以上为高收入组。年收入在7500

元及以下的有69人，占比22.55%；年收入在7501—16000元的有83人，占比27.12%；年收入在16001—26000元的有96人，占比31.37%；年收入在26001—40000元的有35人，占比11.44%；年收入在40001元及以上的有23人，占比7.52%。从收入稳定程度来看，家庭年收入不稳定的有34人，占比11.11%；家庭年收入稳定程度一般的有106人，占比34.64%；家庭年收入稳定的有166人，占比过半，达到54.25%。从家庭规模来看，样本家庭人口规模为3—10人，受访者少数为独生子女家庭，具体分布为：3人户样本31个，占比10.13%；4人户样本102个，占比33.33%；5人户样本69个，占比22.55%；6人户样本70个，占比22.88%；7人户样本21个，占比6.86%；8人户样本7个，占比2.29%；9人户样本4个，占比1.31%；10人户样本2个，占比0.65%（见表3-1）。

表3-1　样本个体家庭基本特征

变量	样本特征	样本数量（个）	比例（%）
性别	男	148	48.37
	女	158	51.63
年龄	6—12岁	118	38.56
	13—18岁	188	61.44
父亲受教育程度	小学及以下	71	23.20
	初中	148	48.37

续表

变量	样本特征	样本数量（个）	比例（%）
父亲受教育程度	高中/中专/职高	51	16.67
	大专/大学	34	11.11
	研究生及以上	2	0.65
母亲受教育程度	小学及以下	86	28.11
	初中	155	50.65
	高中/中专/职高	32	10.46
	大专/大学	33	10.78
	研究生及以上	0	0
地区	临海市	143	46.73
	六盘水市	163	53.27
2020年家庭年收入	<7500元	69	22.55
	7501—16000元	83	27.12
	16001—26000元	96	31.37
	26001—40000元	35	11.44
	40001元及以上	23	7.52
收入稳定程度	不稳定	34	11.11
	一般	106	34.64
	稳定	166	54.25
家庭人口构成	3人	31	10.13
	4人	102	33.33
	5人	69	22.55
	6人	70	22.88
	7人	21	6.86
	8人	7	2.29
	9人	4	1.31
	10人	2	0.65

2. 乳制品消费情况分析

样本地区居民液态奶消费中常温奶消费量较多，奶粉、奶酪等干乳制品日均消费量低。从种类来看，奶粉人均消费量为1.39克/天，常温奶人均消费量为124.98毫升/天，低温鲜奶人均消费量为28.93毫升/天，酸奶消费量为51.55克/天，乳饮料、奶酪人均消费量分别为22.64毫升/天、0.56克/天，折合加总成乳制品每人消费量为230.05克/天（见表3-2）。

表3-2 样本个体乳制品消费种类及日均消费量

乳制品种类	日均消费量
奶粉（克/天）	1.39
常温奶（毫升/天）	124.98
低温鲜奶（毫升/天）	28.93
酸奶（克/天）	51.55
乳饮料（毫升/天）	22.64
奶酪（克/天）	0.56
总计（克/天）	230.05

二、"学生饮用奶计划"已参与情况分析

（一）已参与"学生饮用奶计划"的农村儿童基本情况

临海市、六盘水市两地一共有129位农村儿童参与"学生饮用奶计划"，临海地区样本30个，占比23.26%，六盘

水地区样本99个，占比76.74%。性别方面，男女性别比例较为均衡，男性样本61个，占比47.29%，女性样本68个，占比52.71%；年龄方面，6—12岁儿童样本20个，占比15.50%，13—18岁儿童样本109个，占比达到84.50%（见表3–3）。

表3–3 已参与"学生饮用奶计划"的农村儿童基本情况

变量	样本特征	样本个数（个）	比例（%）
地区	临海	30	23.26
	六盘水	99	76.74
性别	男	61	47.29
	女	68	52.71
年龄	6—12岁	20	15.50
	13—18岁	109	84.50

（二）已参与"学生饮用奶计划"的农村儿童家庭特征

在已参与"学生饮用奶计划"的农村儿童家庭中，人均年收入多集中在7501—16000元和16001—26000元两个区间，样本分别为43个和45个，占比达到了33.33%和34.88%；人均年收入低于7500元的样本为31个，占比24.03%；人均年收入在26001—40000元的样本8个，占比为6.20%，人均年收入在40001元以上样本2个，占比最少，仅为1.56%。家庭人口结构方面，5人及以下的家庭人口结构样本82个，占比最高，达到63.57%，6—8人的家庭人口结构样本42个，占比32.56%，9—10人的家庭人口结构样本5

个，占比3.87%（见表3-4）。

表3-4 已参与"学生饮用奶计划"的农村儿童家庭特征

变量	样本特征	样本个数（人）	比例（%）
人均年收入	<7500元	31	24.03
	7501—16000元	43	33.33
	16001—26000元	45	34.88
	26001—40000元	8	6.20
	40000元及以上	2	1.56
家庭人口结构	5人及以下	82	63.57
	6—8人	42	32.56
	9—10人	5	3.87

（三）已参与"学生饮用奶计划"的农村儿童家庭乳制品消费情况

根据调研结果，两地样本中参与"学生饮用奶计划"的有129人，其中临海地区参与人数30人，六盘水地区参与人数99人。综合来看，两地受访者乳制品消费情况如下：常温奶每人饮奶量为117.05克/天，奶粉人均消费量为1.08克/天，冷鲜奶人均消费量为41.17克/天，酸奶人均消费量为70.74克/天，乳饮料人均消费量为23.59克/天，奶酪人均消费量为0.64克/天。分地区来看，在临海地区参与"学生饮用奶计划"的30人中，常温奶人均消费量为213.57克/天，奶粉人均消费量为2.65克/天，冷鲜奶人均消费量61.47

克/天，酸奶人均消费量为61.57克/天，乳饮料消费量3.33克/天，奶酪人均消费量为0.1克/天。六盘水地区常温奶人均消费量为87.80克/天，奶粉人均消费量为0.61克/天，冷鲜奶人均消费量为35.02克/天，酸奶人均消费量73.52克/天，乳饮料人均消费量33.37克/天，奶酪人均消费量仍然极少，仅有0.83克/天（见表3-5）。

表3-5　已参与"学生饮用奶计划"的农村儿童乳制品消费情况

（克/天）

地区	常温奶	奶粉	冷鲜奶	酸奶	乳饮料	奶酪
临海	213.57	2.65	61.47	61.57	3.33	0.1
六盘水	87.80	0.61	35.02	73.52	33.37	0.83
整体	117.05	1.08	41.17	70.74	23.59	0.64

综上所述，在参与"学生饮用奶计划"的情况下临海地区的儿童常温奶、奶粉、冷鲜奶人均每天消费量显著高于六盘水地区，酸奶、乳饮料、奶酪人均每天消费量低于六盘水地区。

在参与"学生饮用奶计划"之后，多数家长（63.57%）表示自己认同牛奶的重要性，自身的饮奶意识也有所提升，另有29.46%的家长认为牛奶重要，但自身饮奶意识无变化，6.97%的家长认为喝不喝牛奶无所谓，自身饮奶意识无变化。

在饮奶行为方面，54.26%的家长表示自己认同牛奶的重要性，本人的饮奶量也有所提升；37.21%的家长认为牛奶很重要，但自身饮奶量无变化；8.53%的家长认为喝不喝牛奶无所谓，自身饮奶量无变化。由此可见参与"学生饮用奶计划"有助于提升家长的饮奶意识及饮奶量，但饮奶意识与饮奶量并没有同步上升，存在有饮奶意识但无饮奶行为的现象。

（四）家长及学生"学生饮用奶计划"参与意愿分析

在调查家长参与"学生饮用奶计划"的理由时，选择"营养"的有94人，占比72.87%；选择"口味好喝"的有54人，占比41.86%；选择"学校动员"的有17人，占比13.18%；选择"孩子喜欢"的人数达到56人，占比43.41；选择"其他"的人数有12人，占比9.30%（见表3-6）。由此可见，"学生饮用奶"营养得到了大多数受访者认可，孩子的选择也占据了较大比例，表明家长在订购"学生饮用奶"时也会充分考虑孩子的意愿。

表3-6　家长参与"学生饮用奶计划"参与理由

参与理由	样本个数（人）	比例（%）
营养	94	72.87
口味好喝	54	41.86
学校动员	17	13.18
孩子喜欢	56	43.14
其他	12	9.30

关于"学生饮用奶计划"的态度方面,认为学校订奶"完全有必要"和"有必要"的人数为91人,占比70.54%;认为学校订奶"无所谓"的有23人,占比17.83%;认为学校订奶"没必要"和"完全没必要"的有15人,占比11.63%。说明在参与"学生饮用奶"的群体当中,多数家长认同学校订奶(见表3-7)。

表3-7 已参与"学生饮用奶计划"的家长对学校订奶的态度

学校订奶是否有必要	样本个数(人)	比例(%)
完全有必要/有必要	91	70.54
无所谓	23	17.83
没必要/完全没必要	15	11.63

在"学生饮用奶计划"的支付意愿方面,表示"非常愿意"和"愿意"支付购买"学生饮用奶"费用的家长比例达到74.42%,表示对支付费用"无所谓"的家长占比为17.83%,仅有7.75%的家长表示"不愿意"和"非常不愿意"支付购买"学生饮用奶"费用(见表3-8)。

表3-8 已参与"学生饮用奶计划"的家长对支付费用的态度

是否愿意支付费用	比例(%)
非常愿意/愿意	74.42
无所谓	17.83
不愿意/非常不愿意	7.75

在问及"学生饮用奶"的关注点时，回答"价格低廉"的有29人，占比为22.48%；选择"安全卫生"的有120人，占比达到93.02%；选择"口感"的有65人，占比50.39%；选择"知名品牌"的有34人，占比26.36%；选择"其他"的有15人，占比11.63%（见表3-9）。由此可知"学生饮用奶"的质量安全仍然是绝大多数家长的关注点，"学生饮用奶"的口感也是参与"学生饮用奶计划"的重点考量指标之一。

表3-9 已参与"学生饮用奶计划"的家长对学生饮用奶的关注点

"学生饮用奶"关注点	样本个数（人）	比例（%）
价格低廉	29	22.48
安全卫生	120	93.02
口感	65	50.39
知名品牌	34	26.36
其他	15	11.63

在"学生饮用奶"价格与市场商品奶价格相比时，认为"学生饮用奶"价格"非常高"和"比较高"的人数之和仅为6人，占比只有4.65%；认为学生饮用奶价格"一般"的有100人，占比达到77.52%；认为学生饮用奶价格"比较低"和"非常低"的有23人，占比达到17.83%。可见绝大多数家长认为"学生饮用奶"与市场商品奶相比并不具备价格优势（见表3-10）。

表3-10 已参与"学生饮用奶计划"家长对学生饮用奶价格的看法

"学生饮用奶"价格与商品奶价格相比	样本个数(人)	比例(%)
非常高/比较高	6	4.65
一般	100	77.52
比较低/非常低	23	17.83

"学生饮用奶"的补贴问题一直是"学生饮用奶计划"推广过程中备受关注的问题。本次调研中家长回答"学生饮用奶"有补贴的人数为25人,占比19.38%;选择"自费"的有78人,占比60.47%;选择"免费"的有26人,占比为20.16%;可见自费参与"学生饮用奶计划"仍然占据很大比例。而受访者中回答"非常愿意"及"愿意"为孩子支付学生饮用奶费用的有96人,占比达到74.42%;回答"无所谓"的有23人,占比17.83%;这部分家长是否参与"学生饮用奶计划"主要根据孩子的意愿;选择"不愿意"和"非常不愿意"的有10人,占比为7.75%;而这部分家长选择不参与"学生饮用奶计划"的原因则是对学生饮用奶质量不放心、认为参与"学生饮用奶计划"没必要等。在被问及是否愿意参与有补贴的"学生饮用奶计划"时,回答"愿意"及"非常愿意"的人数为98人,占比达到75.97%;选择无所谓的人数有27人,占比为20.93%,这部分家长是否参与"学生饮用奶计划"主要

根据孩子的意愿；而选择"不愿意"和"非常不愿意"的仅为4人，占比3.10%。在考察学生家长愿意分摊的费用比例时，选择分摊比例在0—30%的有27人，占比20.93%；选择分摊比例在31%—70%的有77人，占比59.69%；选择分摊比例在71%—100%的有15人，占比11.63%；而选择"无所谓"的人数有10人，占比7.75%，这部分家长全部来自临海地区，他们表示"学生饮用奶"是否有补贴可以看出政府对"学生饮用奶"事业的重视程度，政府对"学生饮用奶"有补贴会让他们对"学生饮用奶"产品更有信心，并不在乎具体的补贴比例能有多高。综上可见，多数家长愿意为孩子参与"学生饮用奶计划"承担一定的费用，在"学生饮用奶计划"有补贴时绝大多数家长会选择继续参与。

表3-11　已参与"学生饮用奶计划"家长对学生饮用奶补贴和费用的看法

是否补贴	比例（%）	是否愿意支付费用	比例（%）
有补贴	19.38	非常愿意/愿意	74.42
自费	60.47	无所谓	17.83
免费	20.16	不愿意/非常不愿意	7.75
有补贴是否愿意继续参与	比例（%）	愿意分摊的比例	比例（%）
非常愿意/愿意	75.97	0—30%	20.93
无所谓	20.93	31%—70%	59.69
不愿意/非常不愿意	3.10	71%—100%	11.63

在关于"学生饮用奶"营养价值方面，有29.46%的家长认为"学生饮用奶"营养价值高于市场商品奶，67.44%的家长认为"学生饮用奶"营养价值一般，只有3.10%的家长认为"学生饮用奶"的营养价值低于普通商品奶。在选择"学生饮用奶"时108位家长表示会关注"学生饮用奶"的营养成分表，占比达到83.72%，11.63%的家长表示对"学生饮用奶"营养价值一般关注，只有4.65%的家长表示不会关注"学生饮用奶"营养成分（见表3-12）。

表3-12　已参与"学生饮用奶计划"家长对
"学生饮用奶"营养价值的看法

"学生饮用奶"营养与商品奶相比	比例（%）	是否关注"学生饮用奶"营养	比例（%）
非常高/比较高	29.46	非常关注/关注	83.72
一般	67.44	一般	11.63
比较低/非常低	3.10	不关注/从不关注	4.65

综上所述，绝大多数家长对"学生饮用奶"营养价值十分关注；大多数家长认为"学生饮用奶"营养价值与市场商品奶相比并无优势，这可能与部分学校提供的"学生饮用奶"就是市场上的商品奶有关。

为考察家长"学生饮用奶计划"参与满意度情况，调研问卷从"学生饮用奶"的价格、品牌、营养、口味、食品安全、包装六个维度邀请受访者参与满意度评价，根据满意度程度分别赋予1—5分，通过计算得分情况了解农村儿童对"学生饮用奶"产品的满意度情况。综合来看，129个样本中，价格总得分435分，品牌总得分446分，营养总得分474分，口味总得分449分，食品安全总得分478分，包装总得分439分。分地区来看，临海地区30个样本中价格总得分99分，品牌总得分103分，营养总得分99分，口味总得分96分，食品安全总得分99分，包装总得分100分。六盘水地区99个样本中，价格总得分336分，品牌总得分343分，营养总得分375分，口味总得分353分，食品安全总得分379分，包装总得分339分（见表3-13）。

表3-13　已参与"学生饮用奶计划"家长对
"学生饮用奶"的满意度评价（分）

地区	价格	品牌	营养	口味	食品安全	包装
临海	99	103	99	96	99	100
六盘水	336	343	375	353	379	339
总计	435	446	474	449	478	439

综上所述，临海地区受访者对"学生饮用奶"产品的品牌满意度最高，口味的满意度最低；六盘水地区对"学生饮用奶"产品的食品安全满意度最高，价格的满意度最低；综合来看，两地受访者对食品安全的满意度最高，对"学生饮用奶"产品的价格满意度最低。

学生作为"学生饮用奶计划"的直接参与主体和直接受益对象，其本人对于"学生饮用奶"的态度是家长衡量是否参与"学生饮用奶计划"的一项重要参考标准，也是影响"学生饮用奶"事业继续发展的重要因素。调研结果显示，在已经参加"学生饮用奶计划"的129个样本当中有110位学生表示愿意参与学校订奶，比例达到85.27%。这部分学生选择参与学校订奶原因主要有：牛奶的营养价值高（73.64%）、有喜欢的口味（27.27%）、喜欢喝牛奶（36.36%）、有伙伴一起参与（6.36%）、其他（2.73%）。在考查学生对"学生饮用奶"口味的态度时，59.09%的学生希望学校提供纯牛奶，30.91%的学生希望能够喝到调制乳，原因是能选择自己中意的口味；42.73%的学生希望学校提供酸奶。在110个学生群体中，认为每日饮奶很重要的比例达到90.00%，对牛奶没有概念的比例为8.18%，1.82%的学生认为每日饮奶不重要。

已参与学校订奶的学生群体中有3人（2.33%）不愿意参加"学生饮用奶计划"，原因是不喜欢喝牛奶或没有喜欢的口味，有16人（12.40%）认为参与学校订奶无所谓，其中四分之一的人认为每日饮奶很重要，四分之三的人表示对牛奶没有概念。

综上可知，已参与"学生饮用奶计划"的学生群体当中愿意参与学校订奶的人数占绝大部分比例，牛奶的营养价值和自身喜欢喝牛奶是他们参与学校订奶的主要因素。

三、"学生饮用奶计划"未参与情况分析

（一）未参与"学生饮用奶计划"的农村儿童基本情况

临海、六盘水两地样本中未参与"学生饮用奶计划"的儿童人数为177人，其中临海地区样本113个，占比63.84%，六盘水地区样本64个，占比36.16%。性别方面，男女性别比例较为均衡，男性样本87个，占比49.15%，女性样本90个，占比50.85%；年龄方面，6—12岁儿童样本98个，占比达到55.37%，13—18岁青少年样本79个，占比为44.63%（见表3-14）。

表3-14 未参与"学生饮用奶计划"的农村儿童基本情况

变量	样本特征	样本个数（个）	比例（%）
地区	临海	113	63.84
	六盘水	64	36.16
性别	男	87	49.15
	女	90	50.85
年龄	6—12	98	55.37
	13—18	79	44.63

（二）未参与"学生饮用奶计划"的农村儿童家庭特征

在未参与"学生饮用奶计划"的农村儿童家庭中，人均年收入低于7500元的样本36个，占比20.34%；人均年收入为7501—16000元的样本40个，占比22.60%；人均年收入为16001—26000元的样本51个，占比最高，达到28.81%；人均年收入为26001—40000元的样本29个，占比16.38%；人均年收入为40001元及以上的样本21个，占比最少，为11.87%。家庭人口结构方面，5人及以下的家庭人口结构样本120个，占比最高，达到67.80%；6—8人的家庭人口结构样本56个，占比31.64%；9—10人的家庭人口结构样本最少，只有1个，占比仅为0.56%（见表3–15）。

表3–15　未参与"学生饮用奶计划"的农村儿童家庭特征

变量	样本特征	样本个数（个）	比例（%）
收入	<7500元	36	20.34
	7501—16000元	40	22.60
	16001—26000元	51	28.81
	26001—40000元	29	16.38
	40001元及以上	21	11.87
家庭人口结构	5人及以下	120	67.80
	6—8人	56	31.64
	9—10人	1	0.56

（三）未参与"学生饮用奶计划"的农村儿童家庭乳制品消费情况

综合来看，临海、六盘水两地牛奶消费情况如下：常温奶人均日消费量为158.27克/天，奶粉人均日消费量为1.62克/天，冷鲜奶人均日消费量为20.01克/天，酸奶人均日消费量为37.57克/天，乳饮料人均日消费量为19.90克/天，奶酪人均日消费量为0.51克/天。分地区来看，在临海地区参与"学生饮用奶计划"的113人中，常温奶人均消费量为178.67克/天，奶粉人均消费量为2.41克/天，冷鲜奶人均消费量为29.43克/天，酸奶人均消费量为45.82克/天，乳饮料人均消费量为29.68克/天，奶酪人均消费量为0.04克/天。六盘水地区常温奶人均消费量为122.24克/天，奶粉人均消费量为0.23克/天，冷鲜奶人均消费量为3.37克/天，酸奶人均消费量为23.00克/天，乳饮料人均消费量为2.65克/天，奶酪人均消费量仍然极少，仅有0.25克/天（见表3-16）。

表3-16 未参与"学生饮用奶计划"的农村儿童
每日人均乳制品消费情况

（克/天）

地区	常温奶	奶粉	冷鲜奶	酸奶	乳饮料	奶酪
临海	178.67	2.41	29.43	45.82	29.68	0.04
六盘水	122.24	0.23	3.37	23.00	2.65	0.25
综合	158.27	1.62	20.01	37.57	19.90	0.51

综上可知，两地儿童消费最多的乳制品种类均为常温奶，临海地区儿童在常温奶、奶粉、冷鲜奶、酸奶、乳饮料等乳制品种类上的消费量高于六盘水地区儿童的消费量，奶酪消费量略低于六盘水地区。

（四）未参与"学生饮用奶计划"家长及学生参与意愿分析

调研结果显示，尽管没有参与"学生饮用奶计划"，但仍有超过半数的学生家长认可"学生饮用奶计划"的重要性：认为学校订奶完全有必要/有必要的人数达到92人，占比达到51.98%；认为学校订奶无所谓的人数为43人，占比24.29%；认为学校订奶没必要/完全没必要的人数为42人，占比达到23.73%。非常愿意/愿意为孩子支付"学生饮用奶"费用的家长人数为120人，占比67.80%；认为支付费用无所谓的家长占比18.64%，不愿意/非常不愿意为孩子支付"学生饮用奶"费用的家长占比13.56%。在学校订奶有补贴的情况下，表示非常愿意/愿意为孩子支付"学生饮用奶"费用的占比有所提高，达到71.19%；表示支付费用无所谓的家长占比17.51%；仍然表示不会为孩子支付"学生饮用奶"费用的家长人数为20人，占比11.30%。在具体的折扣比例上愿意分摊费用比例在0—30%的家长比例为24.29%；愿意分摊费用比例在31%—70%的家长人数为79

人，比例44.63%；愿意分摊费用比例在71%—100%的家长
人数为21人，占比11.86%；另外19.22%的家长则表示不会
在意具体分摊费用比例是多少（见表3-17）。

表3-17　未参与"学生饮用奶计划"家长对
"学生饮用奶"补贴和费用的看法

订奶是否有必要	样本个数	比例（%）
完全有必要/有必要	92	51.98
无所谓	43	24.29
没必要/完全没必要	42	23.73
是否愿意支付费用	样本个数	比例（%）
非常愿意/愿意	120	67.80
无所谓	33	18.64
不愿意/非常不愿意	24	13.56
有补贴是否愿意继续参与	样本个数	比例（%）
非常愿意/愿意	126	71.19
无所谓	31	17.51
不愿意/非常不愿意	20	11.30
愿意分摊的比例	样本个数	比例（%）
0—30%	43	24.29
31%—70%	79	44.63
71%—100%	21	11.86
无所谓	34	19.22

在"学生饮用奶计划"的支付意愿方面，多数未参与
"学生饮用奶计划"的家长表示非常愿意/愿意支付购买
"学生饮用奶"费用（67.78%），表示对支付费用"无所

谓"的家长占比为18.56%，13.66%的家长表示不愿意/非常不愿意支付购买"学生饮用奶"费用（见表3-18）。

表3-18 未参与"学生饮用奶计划"的家长对支付费用的态度

是否愿意支付费用	比例（%）
非常愿意/愿意	67.78
无所谓	18.56
不愿意/非常不愿意	13.66

在未参与学校订奶的177人中，表示愿意参加学校订奶的学生有88人，其中临海地区63人，六盘水地区25人。其中因为牛奶有营养选择参加学校订奶的占比64.77%（临海61.40%，六盘水38.60%），因为口味选择学校订奶的占比21.59%（临海84.21%，六盘水15.79%），因为喜欢喝牛奶选择参与学校订奶的占比26.14%（临海91.30%，六盘水8.70%），有伙伴一起参与占比10.23%（临海88.89%，六盘水11.11%），其他原因（如有补贴）占比2.27%（全部为临海地区学生）。

在愿意参加学校订奶的88个样本中，倾向于纯牛奶的人数为63人（临海47人，六盘水16人），占比达到71.59%；倾向于调制乳的人数为8人（临海6人，六盘水2人）占比9.09%；倾向于酸奶的人数为32人（临海25人，六盘水7人）占比36.36%；其他原因1人（临海）占比1.14%。

在问及学生对喝牛奶的看法时，认为每天喝牛奶非常重要/重要的学生达到79人（临海55人，六盘水24人），占比89.77%；表示对牛奶没概念的学生为8人（临海7人，六盘水1人），占比9.09%；认为每天喝牛奶不重要的为1人，来自临海地区，占比1.14%。

两地学生对参与学校订奶态度无所谓的有52人（临海28人，六盘水24人），这部分学生中认为每天喝牛奶非常重要/重要的达到37人（临海16人，六盘水21人），占比71.16%；表示对牛奶没概念的学生有14人（临海11人，六盘水3人），占比为26.92%，认为喝牛奶不重要的有1人，来自临海地区，占比为1.92%。

两地学生不愿意参加学校订奶的有37人（临海22人，六盘水15人），原因如不喜欢喝牛奶（12人，临海5人，六盘水7人，占比32.43%）、口味不喜欢（10人，临海7人，六盘水3人，占比27.03%）、家里不同意（4人，临海3人，六盘水1人，占比10.81%）、其他（4人，全部来自临海，占比10.81%）。37人中认为每天喝牛奶非常重要/重要的有18人（临海11人，六盘水7人），占比48.65%；表示对牛奶没概念的学生为15人（临海9人，六盘水6人），占比40.54%；认为每天喝牛奶不重要/非常不重要的有4人（临海2人，六盘水2人），占比10.81%。

综合以上分析可以看出：近半学生愿意参与"学生饮用奶计划"，牛奶有营养是学生愿意参与的重要因素，多数学生希望喝到纯牛奶；无论是否愿意参与学校订奶，多数学生均认可每日饮奶的重要性；不喜欢喝牛奶是学生不愿意参与学校订奶的重要原因。

四、研究结论

本部分首先介绍了问卷设计的内容、调研地点的选择，在综合考虑调研精度和经济有效性的前提下采用集中入户的方式进行调研。之后对参与"学生饮用奶计划"的样本人群从牛奶消费情况、乳制品消费认知、"学生饮用奶计划"参与情况、"学生饮用奶计划"满意度情况、参与计划后饮奶意识及饮奶行为的变化以及学生对"学生饮用奶计划"的态度进行了统计与分析，结果表明：在参与"学生饮用奶计划"的情况下临海地区的儿童常温奶、奶粉、冷鲜奶人均日消费量显著高于六盘水地区，酸奶、乳饮料人均日消费量低于六盘水地区；临海和六盘水两地家长和学生愿意参与"学生饮用奶计划"是因为牛奶的营养丰富；多数家长对"学生饮用奶"的产品质量安全、口感和营养价值非常关注，同时多数家长认为"学生饮用奶"

与商品奶相比并不具备价格优势和营养优势，但愿意为孩子参与"学生饮用奶计划"承担一定的费用，在"学生饮用奶"有补贴时会选择继续参与，愿意分摊费用的比例在40%—70%的家长人数最多；综合来看，两地受访者对食品安全的满意度最高，对"学生饮用奶"产品的价格满意度最低；参与"学生饮用奶计划"有助于提升家长的饮奶意识及饮奶量，但饮奶意识与饮奶量并没有同步上升，存在有饮奶意识但无饮奶行为的现象。

对未参与"学生饮用奶计划"的样本人群从牛奶消费情况、乳制品消费认知、家长对"学生饮用奶计划"的态度以及学生对学校订奶的看法进行了统计与分析，结果表明：两地未参与"学生饮用奶计划"的家长均对"乳制品有利于儿童生长发育"这一观点认同度最高；多数家长认可"学生饮用奶计划"的重要性，愿意为孩子支付"学生饮用奶"费用，有补贴的情况下愿意为孩子支付"学生饮用奶"费用的人数比例有所上升，愿意分摊费用的比例在31%—70%的家长人数最多；近半数学生愿意参与"学生饮用奶计划"，牛奶有营养是学生愿意参与的重要因素，多数学生希望喝到纯牛奶；无论是否愿意参与学校订奶，多数学生均认可每日饮奶的重要性；不喜欢喝牛奶是学生不愿意参与学校订奶的重要原因。

第四章

国家"学生饮用奶计划"
参与意愿分析

对"学生饮用奶计划"参与食物消费行为的研究经过发展与完善，已经不再只是单一的经济领域的需求分析，而是逐渐发展为包含心理学与行为经济学等多学科交叉的研究。"参与意愿"最早出现在心理学领域，被认为是一种心理意识，并最终会形成参与行为，具体指的是个体为了实现特定目标而展示出的主观想法和动机，即消费者愿意采取特定行为的概率和可能性。本研究所指参与意愿为参与"学生饮用奶计划"的可能性，表现为消费者在接触到"学生饮用奶计划"时是否愿意参与以及购买"学生饮用奶"的可能性。基于上述背景，研究分析我国农村地区"学生饮用奶计划"参与意愿，将参与意愿转化为参与行为，对改善农村膳食消费结构、提升健康水平、培育消费习惯以及实现"健康中国"目标都具有积极意义。

一、研究假设

"学生饮用奶计划"作为一项政策干预行为，其本质就是通过政策指引将牛奶消费落实到实际行动上来，在乳制品消费及影响因素方面，已有众多研究表明，个人因素和家庭特征对农村居民的乳制品消费具有显著影响。消费者年龄、受教育程度与农村居民乳制品消费显著相关，母亲学历较高的儿童对政策反应更为敏感。家庭特征方面，人口结构对农村地区乳制品消费具有显著影响，从而对参与"学生饮用奶计划"的意愿有一定影响，家庭成员多样化会造成家庭成员需求多样化，有老人、儿童的家庭乳制品消费水平较高。家庭人口结构会对农村乳制品消费起到影响作用，家庭人口结构中学龄儿童的占比会影响到家长参与"学生饮用奶计划"的意愿。已有多项研究表明，家庭经济状况可能影响儿童青少年的膳食质量和饮食行为。"学生饮用奶计划"实行之初便是在城市中进行推广，因为城市居民收入水平相对较高，乳制品购买能力较强，有更好的经济基础。收入水平对农村居民乳制品消费也有显著影响。当前我国"学生饮用奶计划"覆盖率低的一个重要原因在于多数地区"学生饮用奶"为全价供应，价格虽低于市场上的商品奶，但仍然需要消费主体出钱购买。收入水平会影响到购买力水平进而影响参与意愿。基于以上分析，本研究提出研究假设一和假设二。

H1：个人因素对农村儿童参与"学生饮用奶计划"有较大影响。

H1a：父亲年龄对农村儿童参与"学生饮用奶计划"有较大影响。

H1b：父亲受教育程度对农村儿童参与"学生饮用奶计划"有较大影响。

H1c：母亲年龄对农村儿童参与"学生饮用奶计划"有较大影响。

H1d：母亲受教育程度对农村儿童参与"学生饮用奶计划"有较大影响。

H2：家庭特征对农村儿童参与"学生饮用奶计划"有较大影响。

H2a：家庭总人口数对农村儿童参与"学生饮用奶计划"有较大影响。

H2b：人均年收入对农村儿童参与"学生饮用奶计划"有较大影响。

食物认知与食物消费之间存在关联，已有众多研究表明，乳制品相关产品认知信息对乳制品的消费决策和消费水平均具有显著影响。消费者对乳制品营养价值的认知会显著影响乳制品消费，牛奶营养知识对牛奶消费的品种也会产生影响。农村地区消费者关于液态奶营养价值、乳品消费对健康重要性及乳品安全性的认识都对液态奶消费有显著影响。看护人营养知识的缺乏会直接或间接影响儿童的膳食摄入及饮食行为，获得科学的营养知识有助于儿童合理选择食物，培养良好的饮食行为。而参与"学生饮用奶计划"本质上属于牛奶消费行为，消费者对牛奶的态度和认知程度影响到乳制品的消费行为，进而会对"学生饮用奶计划"参与行为产生影响。"学生饮用奶计划"作为一项营养干预计划，在消费行为之外还具备政策因素，因此家长及学生对"学生饮用奶计划"这项政策的态度及认知会影响到"学生饮用奶计划"的参与行为。基于以上分析，本研究提出研究假设三。

H3：认知与态度对农村儿童参与"学生饮用奶计划"有较大影响。

H3a：产品认知对农村儿童参与"学生饮用奶计划"有较大影响。

H3b：家长对"学生饮用奶"的态度对农村儿童参与"学生饮用奶计划"有较大影响。

H3c：学生对"学生饮用奶"的态度对农村儿童参与

"学生饮用奶计划"有较大影响。

除个人因素、家庭特征、认知与态度会对乳制品消费产生影响外，产品特征也是一个不容忽视的因素。乳制品产品特征主要包括价格、品牌、质量安全、口感等方面，由于乳制品目前还不是居民生活必需品，因此价格仍然是制约乳制品消费的重要因素，农村居民对液态奶价格比城镇居民更为敏感，农村地区由于受收入限制，价格弹性更为显著，价格已经成为影响农村乳制品消费的重要因素之一，乳制品价格将对农村乳制品消费水平产生负向影响，降低价格能刺激消费者对乳制品的购买。学生及家长在参与"学生饮用奶计划"时需要付出一定的价款，"学生饮用奶"作为乳制品种类的一种，价格因素在一定程度上会影响农村儿童及家长的参与。

消费者对乳制品的信任度显著影响他们对牛奶品牌的选择行为。随着农村居民人均收入不断增长，其购买力也在不断提高，一些较富裕地区的居民已从基本保障档次向中高消费档次过渡，居民的消费方式也逐渐向更省时、省心的方式转变。在这种情况下，虽然因农村居民在消费特征上与城镇居民有一定的差异，其消费决策被品牌和口碑特征影响的侧重点与城镇居民会有所差异，但作为可以在一定程度上代表产品质量和服务质量的产品品牌，仍属于影响农村居民消费决策和参与意愿的一种客观因素。

目前消费者对于国产乳制品的安全问题还有很多焦虑和关切，安全事件影响消费者对乳制品的购买频率，乳制品消费量与其质量安全正相关。"学生饮用奶"面向广大学生，质量安全问题是广大家长普遍关心的，也是影响"学生饮用奶"推广的重要因素之一，因此将质量安全作为影响学生及家长参与意愿的因素。

农村儿童饮食行为问题发生率高，零食饮料消费普遍不合理，由于追求口感，大多数农村儿童有吃零食的习惯，因此口感成为农村儿童选择食物的重要因素之一。"学生饮用奶"面向儿童，其"学生饮用奶"的口感也将影响儿童对"学生饮用奶计划"的参与意愿，因此将口感作为影响学生及家长参与意愿的因素。

根据以上分析，本研究提出研究假设四。

H4：产品特征对农村儿童参与"学生饮用奶计划"有较大影响。

H4a：口感对农村儿童参与"学生饮用奶计划"有较大影响。

H4b：品牌对农村儿童参与"学生饮用奶计划"有较大影响。

H4c：价格对农村儿童参与"学生饮用奶计划"有较

大影响。

H4d：质量安全对农村儿童参与"学生饮用奶计划"有较大影响。

二、模型构建及变量选择

（一）模型构建

本研究主要关注农村地区"学生饮用奶计划"参与意愿及影响因素，利用调研所得数据，以家长和学生的参与意愿作为被解释变量，采用有序Probit模型，实证检验个人因素、家庭因素、认知与态度、产品特征等对家长和学生对"学生饮用奶计划"参与意愿的影响。本文模型设定如下：

$$Oprobit(Y_1) = \alpha_1 + \beta_1 + \gamma X + \mu_i \qquad （4-1）$$

在式（4-1）中，Y_1代表家长的"学生饮用奶计划"参与意愿，X表示影响家长参与意愿的控制变量，γ表示控制变量对应的系数，μ_i表示随机误差项，α_1、β_1、γ分别表示参数估计值。

$$Oprobit(Y_2) = \alpha_1 + \beta_1 + \gamma X + \mu_i \qquad （4-2）$$

在式（4-2）中，Y_2代表学生的"学生饮用奶计划"参与意愿，X表示影响学生参与意愿的控制变量，γ表示控制变量对应的系数，μ_i 表示随机误差项，α_1、β_1、γ 分别表示参数估计值。

（二）变量选择

1. 因变量

"学生饮用奶计划"参与意愿，即家长和学生对"学生饮用奶计划"产生的看法并由此产生的个人主观性思维。本研究将参与意愿的主体划分为家长及学生两个部分，并根据是否参与"学生饮用奶计划"分别进行模型分析。

2. 解释变量

本研究从以下4个方面选取解释变量：个人因素方面，已有研究表明，不同年龄段人群消费模式不同，购买物品时考虑的因素也不同，因此将"父亲年龄"和"母亲年龄"两个变量放入模型；受教育程度会对乳制品消费产生影响，因此将"父亲受教育程度"和"母亲受教育程度"两个变量放入模型；家庭特征方面，选取家庭总人口数和人均年收入2个变量；认知与态度方面，乳制品产品认知、家长认为学校订奶是否必要、家长是否愿意为孩子支付费用、学生是否愿意参与学校订奶4个变量；产品特征方面，选取"学生饮用奶"口感、"学生饮用奶"品牌、"学生饮用奶"价格、"学生饮用奶"质量安全、乳制品价格关注程度、乳制品口味关注程度、乳制品品牌关注程度、质量安全事件是否影响购买8个变量。最终研究主要变量的含义如表4-1所示。

表4-1　变量含义、赋值及描述性统计

变量名称	变量名称	变量描述	均值	标准差
个人因素	父亲年龄	父亲2021年的年龄（岁）	40.99	5.59
	父亲受教育程度	小学及以下=1；初中=2；高中/中专/职高=3；大专/大学=4；研究生及以上=5	2.18	0.93
	母亲年龄	母亲2021年的年龄（岁）	38.96	5.57
	母亲受教育程度	小学及以下=1；初中=2；高中/中专/职高=3；大专/大学=4；研究生及以上=5	2.04	0.90
家庭特征	家庭总人口数	2021年家庭总人口数	4.98	1.35
	人均年收入	2020年家庭年收入/家庭总人口（元）	20990.27	27710.33
认知与态度	乳制品产品认知	根据认知测度表衡量（分）	15.53	3.24
	家长认为学校订奶是否必要	完全有必要=1；有必要=2；无所谓=3；没必要=4；完全没必要=5	2.43	1.12
	家长是否愿意为孩子支付费用	非常愿意=1；愿意=2；无所谓=3；不愿意=4；非常不愿意=5	2.30	0.88
	学生是否愿意参与学校订奶	非常愿意=1；愿意=2；无所谓=3；不愿意=4；非常不愿意=5	2.17	1.07

续表

变量 名称	变量名称	变量描述	均值	标准差
产品 特征	"学生饮用 奶"口感	根据口感满意度 得分表（分）	3.48	0.68
	"学生饮用 奶"品牌	根据品牌满意度 得分表（分）	3.46	0.63
	"学生饮用 奶"价格	根据价格满意度 得分表（分）	3.37	0.64
	"学生饮用奶" 质量安全	根据质量安全满意度 得分表（分）	3.71	0.76
	乳制品价格关注 程度	不关注=1；不太关注=2； 一般关注=3；关注=4； 非常关注=5	3.62	0.91
	乳制品口味关注 程度	不关注=1；不太关注=2； 一般关注=3；关注=4； 非常关注=5	3.59	0.87
	乳制品品牌关注 程度	不关注=1；不太关注=2； 一般关注=3；关注=4； 非常关注=5	3.43	0.92
	质量安全事件是 否影响购买	基本不影响=1；有些 影响=2；影响很大=3；	1.81	0.78

三、模型分析

本篇模型分析主要分为五个部分：对影响全部家长"学生饮用奶计划"参与行为的因素进行回归分析；对已参与此计划的家长的参与行为进行影响因素分析；对未参与此计划的家长的参与意愿进行影响因素分析；对已参与此计划的学生的参与意愿进行影响因素分析；对未参与此计

划的学生的参与意愿进行影响因素分析。从具体的结果来看，此次模型计算结果良好（见表4-2）。

表4-2　"学生饮用奶计划"家长参与行为Probit回归结果

变量分类	变量名称	系数	标准误	$P>|z|$
个人因素	父亲年龄	−0.0069	0.0263	0.794（−2.23）
	父亲受教育程度	−0.0421	0.1472	0.775（−0.29）
	母亲年龄	0.0792	0.0273	0.0772（0.29）
	母亲受教育程度	−0.1790	0.1590	0.260（−1.13）
家庭特征	家庭总人口数	−0.1898	0.1045	0.069（−1.82）*
	人均年收入	0.0904	0.1187	0.446（0.76）
认知与态度	乳制品产品认知	−0.0301	0.0372	0.417（−0.81）
	家长认为学校订奶是否必要	−0.0063	0.1123	0.955（−0.06）
	学生是否愿意参与学校订奶	0.1137	0.1600	0.478（0.71）
产品特征	"学生饮用奶"口感	−0.2154	0.1611	0.181（−1.34）
	"学生饮用奶"品牌	−0.2163	0.1435	0.132（−1.51）
	"学生饮用奶"价格	0.0971	0.1360	0.475（0.71）
	"学生饮用奶"质量安全	0.1513	0.1660	0.362（0.91）
	乳制品价格关注程度	−0.1178	0.0951	0.216（−1.24）
	乳制品口味关注程度	0.0416	0.1003	0.678（0.41）
	乳制品品牌关注程度	−0.1430	0.1019	0.161（−1.40）
	质量安全事件是否影响购买	0.3983	0.1181	0.001（3.37）***

注：*、**、***分别表示在10%、5%、1%显著水平下通过检验，括号内为z值

个人因素对已参与"学生饮用奶计划"的家长参与行

为无影响。因此拒绝研究假设一。

家庭特征方面，家庭总人口数对家长的参与行为产生负向影响，且在10%的统计水平上显著，因此接受研究假设二中的H2a。

认知与态度对已参与"学生饮用奶计划"的家长参与行为无影响。因此拒绝研究假设一。

产品特征方面，家庭总人口数对家长的参与行为产生负向影响，且在1%的统计水平上显著，因此接受研究假设四中的H4d（表4-2）。

在Probit模型之外另采用Logit模型进行检验，Logit回归结果与Probit回归结果一致（见表4-3）。

表4-3 "学生饮用奶计划"家长参与行为Logit回归结果

变量分类	变量名称	系数	标准误	$P>|z|$
个人因素	父亲年龄	−0.0069	0.0263	0.794（−2.23）
	父亲受教育程度	−0.0421	0.1472	0.775（−0.29）
	母亲年龄	0.0792	0.0273	0.0772（0.29）
	母亲受教育程度	−0.1790	0.1590	0.260（−1.13）
家庭特征	家庭总人口数	−0.1898	0.1045	0.069（−1.82）*
	人均年收入	0.0904	0.1187	0.446（0.76）
认知与态度	乳制品产品认知	−0.0301	0.0372	0.417（−0.81）
	家长认为学校订奶是否必要	−0.0063	0.1123	0.955（−0.06）
	学生是否愿意参与学校订奶	0.1137	0.1600	0.478（0.71）

续表

变量分类	变量名称	系数	标准误	$P>|z|$
产品特征	"学生饮用奶"口感	−0.2154	0.1611	0.181（−1.34）
	"学生饮用奶"品牌	−0.2163	0.1435	0.132（−1.51）
	"学生饮用奶"价格	0.0971	0.1360	0.475（0.71）
	"学生饮用奶"质量安全	0.1513	0.1660	0.362（0.91）
	乳制品价格关注程度	−0.1178	0.0951	0.216（−1.24）
	乳制品口味关注程度	0.0416	0.1003	0.678（0.41）
	乳制品品牌关注程度	−0.1430	0.1019	0.161（−1.40）
	质量安全事件是否影响购买	0.3983	0.1181	0.001（3.37）***

注：*、**、***分别表示在10%、5%、1%显著水平下通过检验，括号内为z值。

对已参与此计划的家长及学生的参与行为进行回归分析之后发现，在个人因素方面，已参与"学生饮用奶计划"的学生父亲的年龄变量系数为负，且在5%的统计水平上显著，表明已参与该计划的学生父亲的年龄与其参与"学生饮用奶计划"的行为成反比，即学生父亲年龄越大，参与"学生饮用奶计划"的可能性就越低。父亲受教育程度系数为正，在10%的统计水平上显著，表明学生父亲受教育程度越高，参与"学生饮用奶计划"的可能性就越高。而母亲受教育程度则对参与意愿没有影响。这可能与浙江、贵州两地被调研地区已参与"学生饮用奶计划"学生的父亲平均受教育程度（平均值1.95）要高于母亲（平均值1.75）有关，而父亲对营养政策更敏感。母亲年龄系数为正，在5%的统计水平上显著，表明学生母亲年龄越大，参与"学生饮用奶计划"的可能性就越高。因此接受H1假设中的H1a、H1b、H1c。

家庭特征对已参与"学生饮用奶计划"的家长参与行为无影响。因此拒绝研究假设二。

在认知与态度方面，已参与"学生饮用奶计划"的学生家长对学校订奶必要性认识的系数为正，且在1%的统计水平上显著，表明已参与"学生饮用奶计划"的学生家长对学校订奶必要性的认知水平越高，参与"学生饮用奶计划"的可能性就越高，因此接受研究假设三中的H3b。

产品特征对已参与"学生饮用奶计划"的家长参与行为无影响。因此拒绝研究假设四（见表4-4）。

表4-4 已参与"学生饮用奶计划"家长参与行为Probit回归结果

变量分类	变量名称	系数	标准误	$P>\|z\|$
个人因素	父亲年龄	−0.0816	0.0367	0.026（−2.23）**
	父亲受教育程度	0.3720	0.1920	0.053（1.94）*
	母亲年龄	0.0825	0.0339	0.015（2.43）**
	母亲受教育程度	−0.3147	0.2270	0.166（−1.39）
家庭特征	家庭总人口数	−0.1009	0.1077	0.349（−0.94）
	人均年收入	−0.2558	0.1703	0.133（−1.50）

续表

变量分类	变量名称	系数	标准误	$P>|z|$
认知与态度	乳制品产品认知	0.0736	0.0488	0.131（1.51）
	家长认为学校订奶是否必要	1.0193	0.2095	0.000（4.87）***
	学生是否愿意参与学校订奶	0.1137	0.1600	0.478（0.71）
产品特征	"学生饮用奶"口感	−0.2154	0.1611	0.181（−1.34）
	"学生饮用奶"品牌	−0.2163	0.1435	0.132（−1.51）
	"学生饮用奶"价格	0.0971	0.1360	0.475（0.71）
	"学生饮用奶"质量安全	0.1513	0.1660	0.362（0.91）

注：*、**、***分别表示在10%、5%、1%显著水平下通过检验，括号内为z值。

在Probit模型之外另采用Logit模型进行检验，结果发现，Logit回归下，父亲的年龄变量系数为负，在5%的统计水平上显著；父亲受教育程度系数为正，在10%的统计水平上显著；母亲年龄系数为正，在5%的统计水平上显著，与上文回归结果一致。人均年收入变量系数为负，在10%的统计水平上显著，说明已参与"学生饮用奶计划"的家长收入水平越高参与的可能性则越低，这可能与随着收入的增加家长在牛奶消费方面有更多的选择有关。家长对学校订奶必要性认识的系数为正，且在1%的统计水平上显著，与上文回归结果一致（见表4-5）。

表4-5 已参与"学生饮用奶计划"家长参与行为Logit回归结果

变量分类	变量名称	系数	标准误	$P>|z|$
个人因素	父亲年龄	−0.1501	0.0672	0.026（−2.23）**
	父亲受教育程度	0.6442	0.3415	0.059（1.89）*
	母亲年龄	0.1458	0.0615	0.018（2.37）**
	母亲受教育程度	−0.4935	0.4031	0.221（−1.22）
家庭特征	家庭总人口数	−0.2216	0.1992	0.266（−1.11）
	人均年收入	−0.5504	0.3159	0.081（−1.74）*
认知与态度	乳制品产品认知	0.1458	0.0878	0.097（1.66）
	家长认为学校订奶是否必要	1.8317	0.3952	0.000（4.63）***
	学生是否愿意参与学校订奶	0.2676	0.2849	0.348（0.94）
产品特征	"学生饮用奶"口感	−0.4576	0.2975	0.124（−1.54）
	"学生饮用奶"品牌	−0.4108	0.2643	0.120（−1.55）
	"学生饮用奶"价格	0.1669	0.2574	0.517（0.65）
	"学生饮用奶"质量安全	0.2550	0.3047	0.403（0.84）

注：*、**、***分别表示在10%、5%、1%显著水平下通过检验，括号内为z值。

对未参与"学生饮用奶计划"的家长和学生以及已参与此计划的学生参与意愿采用Oprobit模型进行回归，之后采用Ologit模型和OLS回归进行检验。

在未参与"学生饮用奶计划"的家长参与意愿Oprobit回归结果中，个人因素对未参与"学生饮用奶计划"的家长参与意愿无影响，因此拒绝研究假设一。

家庭特征方面，未参与"学生饮用奶计划"的学生所在家庭的总人口数变量系数为负，在5%的统计水平上显著，表明未参与"学生饮用奶计划"的学生所在家庭的总人口数与其参与"学生饮用奶计划"的意愿成反比，即学生所在家庭的总人口数越多，参与"学生饮用奶计划"的意愿就越低，边际效应显示，家庭总人口数每增加1人，参与意愿下降0.021。这可能与参与"学生饮用奶计划"需要承担一定的费用，而家庭总人口越多可能意味着孩子数量越多，参与"学生饮用奶计划"所承担的费用也越多，因此接受研究假设二中的H2a。

在认知与态度方面，未参与"学生饮用奶计划"的学生家长对学校订奶必要性认识的系数为正，且在1%的统计水平上显著，表明未参与"学生饮用奶计划"的学生家长对学校订奶必要性的认知水平越高，参与"学生饮用奶计划"的意愿就越强，边际效应显示，家长认知每提升1单位，参与意愿提升0.010，因此接受研究假设三中的H3b。学生参与态度的系数为正且在1%的统计水平上显著，表明未参与"学生饮用奶计划"的学生对学校订奶参与的意愿越强，家长参与"学生饮用奶计划"的意愿就越强，边际效应显示，学生意愿每上升1单位，参与意愿提升0.051，表明学生的参与意愿显著影响家长对"学生饮用奶计划"的参与意愿，因此接受研究假设三中的H3c。

产品特征方面主要测度未参与"学生饮用奶计划"的家长对乳制品购买因素的关注程度对其参与"学生饮用奶计划"的影响，结果表明乳制品品牌变量系数为负，在1%的统计水平上显著，表明未参与"学生饮用奶计划"的学生家长对乳制品品牌的关注程度越高，参与"学生饮用奶计划"的意愿就越低，边际效应显示，家长对乳制品品牌的关注程度每提升1单位，参与意愿下降0.030，因此接受研究假设三中的H4b（见表4-6）。

表4-6 未参与"学生饮用奶计划"的家长参与意愿Oprobit回归结果

变量分类	变量名称	系数	标准误	$P > \lvert z \rvert$
个人因素	父亲年龄	0.05	0.04	0.163（1.39）
	父亲受教育程度	0.08	0.18	0.656（0.45）
	母亲年龄	−0.04	0.04	0.294（−1.05）
	母亲受教育程度	0.27	0.19	0.140（1.47）
家庭特征	家庭总人口数	−0.24	0.10	0.013（−2.49）**
	人均年收入	−4.68	5.09	0.359（−0.92）
	乳制品产品认知	0.04	0.05	0.361（0.91）
认知与态度	家长认为学校订奶是否必要	0.8862	0.1190	0.000（7.45）***
	学生是否愿意参与学校订奶	0.31	0.11	0.004（2.88）***

变量分类	变量名称	系数	标准误	$P>|z|$
产品特征	"学生饮用奶"口感	−0.04	0.10	0.707（−0.38）
	"学生饮用奶"品牌	−0.34	0.12	0.006（−2.76）***
	"学生饮用奶"价格	0.03	0.11	0.777（0.28）
	"学生饮用奶"质量安全	0.20	0.13	0.121（1.55）

注：*、**、***分别表示在10%、5%、1%显著水平下通过检验，括号内为z值。

Ologit回归结果下，个人因素对家长参与意愿无显著影响。家庭特征中家庭总人口数对家长的参与意愿的影响在5%的统计水平上显著；认知与态度方面，家长和学生对学生饮用奶的态度均对家长的参与意愿具有正向的显著影响；乳制品产品特征中，乳制品品牌对参与意愿具有显著的负向影响（见表4-7）。

表4-7　未参与"学生饮用奶计划"的家长参与意愿Ologit回归结果

变量分类	变量名称	系数	标准误	$P>|z|$
个人因素	父亲年龄	0.10	0.06	0.135（1.49）
	父亲受教育程度	0.13	0.31	0.672（0.42）
	母亲年龄	−0.07	0.07	0.334（−0.97）
	母亲受教育程度	0.55	0.34	0.100（1.64）
家庭特征	家庭总人口数	−0.42	0.17	0.011（−2.55）**
	人均年收入	−5.78	9.09	0.525（−0.64）

续表

变量分类	变量名称	系数	标准误	*P*>|z|
认知与态度	乳制品产品认知	0.04	0.05	0.361（0.91）
	家长认为学校订奶是否必要	1.24	0.22	0.000（5.60）***
	学生是否愿意参与学校订奶	0.53	0.19	0.004（2.85）***
产品特征	"学生饮用奶"口感	−0.06	0.17	0.730（−0.35）
	"学生饮用奶"品牌	−0.59	0.21	0.005（−2.79）***
	"学生饮用奶"价格	0.03	0.11	0.777（0.28）
	"学生饮用奶"质量安全	0.20	0.13	0.121（1.55）

注：*、**、***分别表示在10%、5%、1%显著水平下通过检验，括号内为z值。

在OLS回归中，个人因素对家长参与意愿无显著影响；家庭特征中家庭总人口数对家长的参与意愿具有显著的负向影响；认知与态度中，家长和学生对"学生饮用奶"的态度均对家长的参与意愿具有显著的正向影响；乳制品产品特征中，乳制品品牌对家长的参与意愿具有显著的负向影响（见表4-8）。

表4-8 未参与"学生饮用奶计划"的家长参与意愿OLS回归结果

变量分类	变量名称	系数	标准误	*P*>|z|
个人因素	父亲年龄	0.02	0.02	0.247（1.16）
	父亲受教育程度	0.04	0.09	0.643（0.46）
	母亲年龄	−0.02	0.02	0.263（−1.12）
	母亲受教育程度	0.13	0.10	0.164（1.40）

续表

变量分类	变量名称	系数	标准误	$P > \lvert z \rvert$
家庭特征	家庭总人口数	−0.10	0.05	0.033（−2.15）**
	人均年收入	−3.14	2.71	0.248（−1.16）
认知与态度	乳制品产品认知	0.04	0.05	0.361（0.91）
	家长认为学校订奶是否必要	0.32	0.06	0.000（5.71）***
	学生是否愿意参与学校订奶	0.18	0.05	0.001（3.36）***
产品特征	"学生饮用奶"口感	−0.03	0.05	0.580（−0.55）
	"学生饮用奶"品牌	−0.15	0.06	0.013（−2.50）***
	"学生饮用奶"价格	0.02	0.06	0.661（0.44）
	"学生饮用奶"质量安全	0.06	0.07	0.387（0.87）

注：*、**、***分别表示在10%、5%、1%显著水平下通过检验，括号内为z值。

在对已参与"学生饮用奶计划"的学生进行回归分析时发现，个人因素及家庭特征均不会对参与"学生饮用奶计划"产生影响，这可能与家长更加尊重学生的参与意愿有关，因此家长自身的因素和家庭特征没有对学生的"学生饮用奶"参与意愿产生影响，因此拒绝研究假设一和研究假设二。

在认知与态度方面，家长认为学校订奶是否必要和家长是否愿意为孩子支付费用的变量系数为正，且在1%的统计水平上显著，表明家长越认可学校订奶的必要性，越愿意为孩子支付学校订奶费用；学生对参与"学生饮用奶计划"的意愿就越强，表明家长对"学生饮用奶"态度和支付意愿显著影响学生的"学生饮用奶"参与意愿。边际效应显示，家长对"学生饮用奶"必要性的认识每提升1单位，学生的参与意愿就提升0.076；家长愿意为学生支付"学生饮用奶"费用的意愿每提升1单位，学生的参与意愿就提升0.091。因此接受研究假设三中的H3b。

产品特征对学生的参与意愿无显著影响，因此拒绝研究假设四（见表4-9）。Ologit回归结果与上文一致（见表4-10）。OLS回归结果与上文结果一致（见表4-11）。

表4-9　已参与"学生饮用奶计划"的学生Oprobit回归结果

变量分类	变量名称	系数	标准误	$P>|z|$
个人因素	父亲年龄	0.01	0.03579	0.714（0.37）
	父亲受教育程度	−0.17	0.19	0.372（−0.89）
	母亲年龄	−0.01	0.03	0.952（−0.06）
	母亲受教育程度	0.23	0.24	0.344（0.95）
家庭特征	家庭总人口数	−0.08	0.10	0.423（−0.80）
	人均年收入	3.94	3.52	0.262（1.12）
认知与态度	乳制品产品认知	0.0418	0.0539	0.439（0.77）
	家长认为学校订奶是否必要	0.60	0.19	0.002（3.10）***
	家长是否愿意为孩子支付费用	0.72	0.19	0.000（3.83）***
产品特征	"学生饮用奶"口感	−0.03	0.17	0.840（−0.20）
	"学生饮用奶"品牌	−0.02	0.15	0.894（−0.13）

续表

变量分类	变量名称	系数	标准误	$P>|z|$
产品特征	"学生饮用奶"价格	−0.09	0.15	0.546（−0.60）
	"学生饮用奶"质量安全	0.18	0.16	0.265（1.11）

注：*、**、***分别表示在10%、5%、1%显著水平下通过检验，括号内为z值。

表4-10　已参与"学生饮用奶计划"的学生Ologit回归结果

变量分类	变量名称	系数	标准误	$P>|z|$
个人因素	父亲年龄	0.02	0.07	0.757（0.31）
	父亲受教育程度	−0.21	0.34	0.531（−0.63）
	母亲年龄	−0.01	0.06	0.939（−0.08）
	母亲受教育程度	0.33	0.41	0.420（0.81）
家庭特征	家庭总人口数	−0.16	0.19	0.397（−0.85）
	人均年收入	7.69	5.88	0.191（1.31）
认知与态度	乳制品产品认知	0.0773	0.0940	0.411（0.82）
	家长认为学校订奶是否必要	0.99	0.35	0.004（2.86）***
	家长是否愿意为孩子支付费用	1.24	0.33	0.000（3.79）***
产品特征	"学生饮用奶"口感	−0.01	0.30	0.979（−0.03）
	"学生饮用奶"品牌	−0.10	0.25	0.683（−0.41）
	"学生饮用奶"价格	−0.16	0.26	0.543（−0.61）
	"学生饮用奶"质量安全	0.33	0.27	0.224（1.22）

注：*、**、***分别表示在10%、5%、1%显著水平下通过检验，括号内为z值。

表4-11　已参与"学生饮用奶计划"的学生OLS回归结果

变量分类	变量名称	系数	标准误	P>|t|
个人因素	父亲年龄	0.01	0.02	0.792（0.26）
	父亲受教育程度	−0.08	0.11	0.467（−0.73）
	母亲年龄	−0.01	0.02	0.979（−0.03）
	母亲受教育程度	0.10	0.13	0.457（0.75）
家庭特征	家庭总人口数	−0.05	0.06	0.347（−0.94）
	人均年收入	1.91	2.19	0.386（0.87）
认知与态度	乳制品产品认知	0.02	0.03	0.392（0.86）
	家长认为学校订奶是否必要	0.34	0.11	0.002（3.17）***
	家长是否愿意为孩子支付费用	0.36	0.09	0.000（3.95）***
产品特征	"学生饮用奶"口感	−0.04	0.09	0.639（−0.47）
	"学生饮用奶"品牌	−0.04	0.08	0.656（−0.45）
	"学生饮用奶"价格	−0.03	0.08	0.685（−0.41）
	"学生饮用奶"质量安全	0.11	0.09	0.237（1.19）

注：*、**、***分别表示在10%、5%、1%显著水平下通过检验，括号内为z值。

对未参与"学生饮用奶计划"的学生进行回归时发现，个人因素不会对参与"学生饮用奶计划"产生影响，因此拒绝研究假设一。

家庭特征方面，人均年收入变量系数为正且在5%的统计水平上显著，表明人均年收入对学生的参与意愿具有显著的正向影响，边际效应显示人均年收入每提升1单位，学生的参与意愿提升0.037。

在认知与态度方面，家长对学校订奶必要性的态度在1%的统计水平上显著且系数为正，表明家长越认可学校订奶的必要性，学生参与"学生饮用奶计划"的意愿就越强，表明家长对"学生饮用奶"的态度认知显著影响学生的"学生饮用奶"参与意愿，家长对学校订奶必要性的认识每提升1单位，学生的参与意愿提升0.107；家长为孩子支付"学生饮用奶"费用的态度变量系数为正，在10%的统计水平上显著，表明家长对"学生饮用奶"的支付意愿显著影响学生的参与意愿，家长支付"学生饮用奶"费用的意愿提升1单位，学生的参与意愿提升0.026，因此接受研究假设三中的H3b。

产品特征方面，乳制品产品价格的系数为负，在5%的统计水平上显著，表明乳制品的价格对学生的参与意愿产生了负面影响，家长对乳制品的价格越关注，学生参与"学生饮用奶计划"的意愿就越低，家长对乳制品价格的关注程度每提升1单位，学生的参与意愿下降0.036。因此接受研究假设四中的H4c（见表4-12）。

表4-12 未参与"学生饮用奶计划"的学生Oprobit回归结果

变量分类	变量名称	系数	标准误	$P>|z|$
个人因素	父亲年龄	0.03	0.03	0.371（0.89）
	父亲受教育程度	0.07	0.15	0.667（0.43）
	母亲年龄	−0.02	0.03	0.461（−0.74）

续表

变量分类	变量名称	系数	标准误	P>|z|
个人因素	母亲受教育程度	0.04	0.17	0.819（0.23）
家庭特征	家庭总人口数	0.01	0.08	0.881（0.15）
	人均年收入	0.32	0.13	0.014（2.46）**
认知与态度	乳制品产品认知	−0.06	0.04	0.194（−1.30）
	家长认为学校订奶是否必要	0.56	0.12	0.000（4.78）***
	家长是否愿意为孩子支付费用	0.23	0.13	0.086（1.72）*
产品特征	"学生饮用奶"口感	0.09	0.10	0.365（0.91）
	"学生饮用奶"品牌	−0.04	0.11	0.719（−0.36）
	"学生饮用奶"价格	−0.22	0.10	0.021（−2.30）**
	"学生饮用奶"质量安全	−0.21	0.12	0.424（−0.80）

注：*、**、***分别表示在10%、5%、1%显著水平下通过检验，括号内为z值。

Ologit回归结果与上文结果一致，OLS回归下个人因素、家庭特征及乳制品产品特征回归结果与上文一致，此外家长对学校订奶必要性的认识显著影响学生的参与意愿（见表4-13、表4-14）。

表4-13　未参与"学生饮用奶计划"的学生Ologit回归结果

变量分类	变量名称	系数	标准误	P>|z|
个人因素	父亲年龄	0.05	0.06	0.413（0.82）
	父亲受教育程度	0.08	0.26	0.770（0.29）
	母亲年龄	−0.04	0.06	0.469（−0.72）
	母亲受教育程度	0.03	0.29	0.921（0.10）

变量分类	变量名称	系数	标准误	$P>|z|$
家庭特征	家庭总人口数	−0.06	0.15	0.674（−0.42）
	人均年收入	0.53	0.23	0.021（2.31）**
认知与态度	乳制品产品认知	−0.10	0.07	0.177（−1.35）
	家长认为学校订奶是否必要	0.74	0.18	0.000（4.07）***
	家长是否愿意为孩子支付费用	0.50	0.24	0.038（2.08）**
产品特征	"学生饮用奶"口感	0.18	0.17	0.280（1.08）
	"学生饮用奶"品牌	−0.13	0.21	0.536（−0.62）
	"学生饮用奶"价格	−0.39	0.17	0.021（−2.31）**
	"学生饮用奶"质量安全	−0.32	0.22	0.145（−1.46）

注：*、**、***分别表示在10%、5%、1%显著水平下通过检验，括号内为z值。

表4-14　未参与"学生饮用奶计划"的学生OLS回归结果

变量分类	变量名称	系数	标准误	$P>|z|$
个人因素	父亲年龄	0.02	0.03	0.425（0.80）
	父亲受教育程度	−0.02	0.13	0.862（−0.17）
	母亲年龄	−0.01	0.03	0.891（−0.14）
	母亲受教育程度	0.01	0.14	0.970（0.04）
家庭特征	家庭总人口数	0.02	0.07	0.789（0.27）
	人均年收入	0.24	0.11	0.028（2.22）**
认知与态度	乳制品产品认知	−0.04	0.04	0.313（−1.01）
	家长认为学校订奶是否必要	0.34	0.08	0.000（4.01）***

续表

变量分类	变量名称	系数	标准误	$P > |z|$
认知与态度	家长是否愿意为孩子支付费用	0.15	0.11	0.157（1.42）
产品特征	"学生饮用奶"口感	0.03	0.07	0.684（0.41）
	"学生饮用奶"品牌	−0.04	0.09	0.657（−0.44）
	"学生饮用奶"价格	−0.14	0.08	0.08（−1.76）*
	"学生饮用奶"质量安全	−0.09	0.09	0.351（−0.94）

注：*、**、***分别表示在10%、5%、1%显著水平下通过检验，括号内为 z 值。

四、研究结论

本章主要从实证角度分析了家长参与"学生饮用奶计划"行为的影响因素、未参与"学生饮用奶计划"的家长和学生参与意愿的影响因素以及已参与"学生饮用奶计划"的学生参与意愿的影响因素。研究结果发现，家庭总人口数对家长参与"学生饮用奶计划"的行为具有负向影响；乳制品质量安全事件对家长的参与行为产生显著的正向影响。对于已参与"学生饮用奶计划"的家长群体来说：父亲年龄对"学生饮用奶计划"参与行为有负向影响；父亲受教育程度和母亲年龄对参与行为具有正向作用，家长对学校订奶的态度也是影响家长参与行为的重要因素。对于未参与"学生饮用奶计划"的家长群体来说：家庭总人口数对"学生饮用奶计划"参与意愿有负向影响，家庭每增加1人，参与意愿下降0.021；家长认为学校订奶具有必要性的态度每提升1单位，参与意愿提升约0.010；学生的态度对"学生饮用奶计划"参与意愿有正向影响，学生参与"学生饮用奶计划"的意愿每上升1单位，家长参与意愿提升0.051；家长对乳制品品牌的关注程度对参与愿意具有负向影响，关注程度每上升1单位，参与意愿下降0.030。对于已参与"学生饮用奶计划"的学生群体来说：家长对学校订奶必要性的认知和家长的"学生饮用奶"支付意愿对学生的参与意愿有正向影响，家长认知每提升1单位，学生参与意愿提升0.076；家长支付意愿每提升1单位，"学生饮用奶计划"参与意愿提升0.091。对于未参与"学生饮用奶计划"的学生群体来说：人均年收入每增加1单位，参与意愿提升0.037；家长认为学校订奶有必要的态度每提升1单位，参与意愿提升0.107；家长对学生饮用奶的支付意愿每提升1单位，参与意愿提升0.026；家长对乳制品价格的关注每提高1单位，参与意愿下降0.03。

第五章

乳制品消费对儿童和青少年
营养健康作用分析

一、研究背景

作为常量营养素、微量营养素和生物活性因子的最佳来源，牛奶在儿童和青少年生长发育中发挥着重要作用。牛奶蛋白质量高，含有许多对生长有特殊影响的多肽和生物活性因子，对高血压有一定的预防作用，也可以促进饱腹感并抑制脂肪组织氧化和炎症应激。此外，牛奶也是多种微量营养素的重要膳食来源，包括钙、磷、镁、锌、碘、钾、维生素A、维生素D、维生素B_{12}和核黄素（维生素B_2）等。研究表明，这些微量元素也可能对儿童和青少年身高增长，防治肥胖、龋齿，保持骨骼健康等起到一定的作用。

目前的调查结果显示，我国儿童和青少年超重/肥胖、糖尿病和血脂异常的患病率较以往均显著上升。因此，开展与儿童和青少年心血管疾病相关代谢危险因素的早期干预对减轻我国心血管疾病的负担具有十分重要的现实意义。为此，本研究拟利用"2016—2017年中国儿童与乳母营养健康监测"江苏省数据描述该省6—17岁儿童和青少年乳制品摄入状况，探讨其与营养生物标志物之间的关系，并分析其与营养状况生物标志物、体格测量指标、心血管代谢指标以及肾脏功能等之间的关系。本研究结果可以总体描述江苏省儿童和青少年乳制品摄入与其健康效应的基本情况，可以为科学制定儿童和青少年乳制品消费和营养干预策略提供科学证据。

二、对象与方法

（一）研究对象

以"2016—2017年中国儿童与乳母营养健康监测"江苏省12个监测点（南京市秦淮区及雨花区作为大城市调查点；海门区、南京市浦口区、泰兴市、江阴市、溧阳市、连云港市海州区、淮安市淮阴区、扬中市为中小城市调查点；南京市溧水区、东海县作为一般农村调查点）中6—17岁儿童和青少年为研究对象。采用多阶段分层随机抽样的方法选取调查对象。所有调查对象均签署知情同意书。共有1161名儿童和青少年参加本次调查。

（二）调查内容与方法

1. 膳食调查

膳食摄入采用连续3天（包括2个工作日和1个周末）24小时膳食回顾调查和家庭调味品称重法。所有采访者都是来自当地疾病控制和预防中心或社区卫生中心的公共卫生医生，他们接受了有关记录饮食信息的标准培训课程。在家庭访谈期间，访谈者使用标准表格进行饮食回忆，并带有图片辅助工具和食物模型。在调查期间，参与者被要求不能改变饮食或生活习惯。营养摄入，包括膳食纤维、动物蛋白和总能量的摄入，根据饮食数据和中国食物成分表计算。乳制品摄入总量是根据各类乳制品蛋白质含量折算为鲜乳后相加所得。

2. 体格检查

体检由调查员采用标准方法集中进行。为了收集准确的体重和腰围数据，体格测量数据均在空腹状态下进行。体重和身高各测量两次，分别精确到0.1千克和0.1厘米，计算公式为BMI=体重（千克）/身高^2（平方米）。腰围测量以厘米为单位，精确到0.1厘米，测量两次并记录结果。使用具有适当袖带尺寸的电子血压计（Omron HBP-1300）

测量参与者右上臂的血压。在最初的5分钟休息后，以1分钟的间隔连续测量三次血压，并在分析中使用三次测量的平均值。

3. 血液生化检测

所有被调查对象均采集空腹静脉血6毫升。血样采集后半小时内离心、分装后零下4度保存并于当天送至南京的中心实验室检测。血糖、总胆固醇、甘油三酯、高密度脂蛋白、低密度脂蛋白、白蛋白、总蛋白、肌酐、尿酸、高敏C反应蛋白采用罗氏Cobas-C701生化分析系统测定。维生素B_{12}、叶酸、血清铁蛋白采用罗氏Cobas-E602分析仪测定。血清维生素D、维生素A采用高效液相色谱-串联质谱仪API5500测定。血清锌采用安捷伦7700X电感耦合等离子体质谱仪（ICP-MS）分析血清锌浓度。

（三）质量控制

该项目使用统一的调查方法和国家项目组设计并经专家论证的调查问卷，采用统一的调查标准、设备和质量控制原则。项目由国家级和省级疾控质量工作组全程进行督导和抽样质控。

（四）统计学分析

采用2016—2017中国儿童与乳母营养健康监测专用软件对采集的数据进行录入，使用SPSS 22.0软件进行数据分析。样本基本情况采用均值±标准差或人数（百分比）展示，组间比较采用单因素方差分析或Pearson χ^2卡方检验。采用广义线性模型来探索乳制品摄入量与生物标志物及营养状况可能的线性关系，以$P<0.05$为差异有统计学意义。所有的数据分析均采用SAS 9.2进行分析。

三、主要结果

（一）调查人群的基本特征

1. 调查人员的性别构成

共有1161名儿童青少年参加本次调查，其中男生为583人，女生为578人。大城市中男生为93人，女生83人；中小城市男生361人，女生364人；农村中男生129人，女生131人。具体情况见表5-1。

表5-1　调查对象的性别构成

（单位：人）

分类		男生	女生	合计
大城市	秦淮区	36	40	76
	雨花区	57	43	100
中小城市	浦口区	55	60	115
	扬中市	43	34	77
	泰兴市	33	32	65
	江阴市	56	58	114
	溧阳市	34	41	75
	海门区	28	30	58
	海州区	38	34	72
	淮阴区	74	75	149
农村	溧水区	57	53	110
	东海县	72	78	150
合计		583	578	1161

2. 调查人群的年龄构成

本次调查中12岁及以下儿童合计627人，占比54.0%；
12—17岁青少年534人，占比46.0%。12岁以下儿童中，男
性308人，女性319人；12—17岁男性275人，女性259人
（见表5-2）。

表5-2　不同居住地调查人群的年龄构成

（单位：人）

分类		调查人数	6—12岁	12—17岁
大城市	男	93	61	32
	女	84	59	25

续表

分类		调查人数	6—12岁	12—17岁
中小城市	男	361	194	167
	女	363	201	162
农村	男	129	53	76
	女	131	59	72
合计	男	583	308	275
	女	578	319	259

（二）江苏省儿童和青少年乳制品摄入情况

本次调查中，江苏省6—17岁儿童和青少年乳制品摄入率为46.8%,各调查点中海门区乳制品摄入频率最高，达到84.5%，江阴市最低，仅为16.7%。鲜奶和酸奶在各调查点间摄入率也有差异，海门区鲜奶摄入率最高，达到79.3%；秦淮区的酸奶摄入率最高，达到31.6%；江阴市的鲜奶和酸奶摄入率均最低，分别为14.9%和0.9%。奶粉和其他乳制品的摄入率在各调查点间差异没有显著性（见表5-3）。

表5-3　江苏省6—17岁儿童和青少年奶类食物摄入率地区分布

分类		鲜奶	奶粉	酸奶	其他乳品	总体
大城市	秦淮区	64.5%	1.3%	31.6%*	1.3%	77.6%
	雨花区	36.0%	1.0%	23.0%	2.0%	54.0%
中小城市	浦口区	36.5%	1.7%	28.7%	0	58.3%
	扬中市	42.9%	1.3%	20.8%	2.6%	58.4%
	泰兴市	33.8%	1.5%	10.8%	0	41.5%

续表

分类		鲜奶	奶粉	酸奶	其他乳品	总体
中小城市	江阴市	14.9%	1.8%	0.9%	0	16.7%
	溧阳市	25.3%	2.7%	9.3%	0	37.3%
	海门区	79.3%*	1.7%	27.6%	3.4%	84.5%*
	海州区	48.6%	4.2%	27.8%	2.8%	68.1%
	淮阴区	15.4%	2.7%	13.4%	0	30.2%
农村	溧水区	28.2%	0.9%	13.6%	0.9%	40.0%
	东海县	23.3%	2.7%	15.3%	0.7%	38.0%
合计		33.4%	2.0%	17.7%	0.9%	46.8%

* 注：P-value＜0.05

本次调查中，江苏省6—17岁儿童和青少年乳制品摄入率性别之间整体无显著差异，男孩为47.5%、女孩为46.0%。不同类型的乳制品摄入率比较结果显示，大城市鲜奶、酸奶以及总体摄入率高于中小城市和一般农村；6—12岁儿童鲜奶及整体乳制品摄入率高于12—17岁青少年（见表5-4）。

表5-4 江苏省6—17岁儿童和青少年奶类食物摄入率人群分布

类别		鲜奶	奶粉	酸奶	其他乳品	总体
性别	男性	35.3%	2.6%	17.0%	0.5%	47.5%
	女性	31.5%	1.4%	18.3%	1.4%	46.0%
不同地区	大城市	48.0%*	1.1%	26.6%*	1.7%	63.8%*
	中小城市	32.7%	2.2%	16.6%	0.8%	45.4%
	一般农村	25.4%	1.9%	14.6%	0.8%	38.8%
不同年龄组	6—12岁	40.4%*	1.6%	19.1%	1.4%	54.1%*
	12—17岁	25.3%	2.4%	15.9%	0.4%	38.2%
合计		33.4%	2.0%	17.7%	0.9%	46.8%

* 注：P-value＜0.05

本次调查中，江苏省6—17岁儿童和青少年乳制品平均每天摄入68.2克，各调查点中小城市中海门区乳制品每天摄入量最高，达到177克，江阴市最低，仅为20克/天。鲜奶和酸奶在各调查点间每天摄入量存在差异，海门区鲜奶摄入量最高，达到159.4克；秦淮区的酸奶摄入量最高，达到40.9克/天；江阴市的鲜奶和酸奶摄入量均最低，分别为15.4克/天和0.6克/天。奶粉和其他乳制品的摄入量在各调查点间差异没有显著性（见表5—5）。

表5-5　各调查点奶类食物摄入量

（单位：克/天）

分类		鲜奶	奶粉	酸奶	其他乳品	总体
大城市	秦淮区	129.1(209.5)	0.4(3.8)	40.9(123.4)*	0.1(0.5)	165(243.6)
	雨花区	45.8(88)	0.1(0.5)	18.9(44.8)	0.2(1.9)	64.8(120.5)
中小城市	浦口区	48.7(82)	0.5(4.7)	26.5(48.8)	0(0)	72.6(95.1)
	扬中市	95.9(150.1)	0.1(1)	17.8(39.8)	0.1(0.8)	109.6(151.2)
	泰兴市	51.5(87.2)	0.1(0.8)	8(25.9)	0	56(88.3)
	江阴市	15.4(40)	0.8(6.7)	0.6(6.2)	0	20(57.2)
	溧阳市	27.3(56.6)	0.6(4)	2.6(11.5)	0	34(61.4)
	海门区	159.4(132.6)*	0.2(1.3)	19.5(38.2)	0.2(1.1)	177(134.6)*
	海州区	80.6(106.9)	1.3(8.2)	26.5(50.7)	0.1(0.9)	108.1(107.9)
	淮阴区	20.5(68.9)	1.2(8.9)	11.1(31.1)	0	35.4(85.8)
农村	溧水区	34.9(83)	—	0.2(2.4)	9.5(28.6)	0.2(1.6)
	东海县	32.1	−94.5	0.4(3)	11.2(32.5)	0.1(0,7)
合计		52.8(109.1)	0.5(5)	15.2(47.1)	0.1(0.9)	68.2(122)

* 注：P-value<0.05

本次调查中，江苏省6—17岁儿童和青少年总体乳制品平均每天摄入量男孩高于女孩，男孩为75.7克、女孩为60.6克；大城市居民平均每天摄入量高于中小城市及一般农村居民，达到107.4克；6—12岁儿童平均摄入量高于12—17岁青少年，为78.1克。不同类型的乳制品摄入量比较结果显示，男孩、大城市居民、6—12岁儿童鲜奶摄入量较高；大城市居民酸奶平均摄入量较高。奶粉和其他乳制品的摄入量在不同人群间差异没有显著性（见表5—6）。

表5-6　江苏省6—17岁儿童和青少年奶类食物摄入量人群分布

（单位：克/天）

类别		鲜奶	奶粉	酸奶	其他乳品	总体
性别	男性	59.3(116.9)*	0.6(5.1)	16.1(56.2)	0.1(0.8)	75.7(135.3)*
	女性	46.3(100.3)	0.4(4.8)	14.2(35.7)	0.1(1)	60.6(106.6)
地区	大城市	81.3(157.5)*	0.2(2.5)	28.2(88)*	0.2(1.5)	107.4(189.7)*
	中小城市	52.8(99.2)	0.7(6)	13.7(35.7)	0.1(0.5)	67.1(107.2)
	一般农村	33.3(89.6)	0.3(2.8)	10.5(30.9)	0.1(0.9)	44.7(92.4)
年龄	6—12岁	63.2(115.3)*	0.4(4.2)	15.8(38.8)	0.1(1)	78.1(118.6)*
	12—17岁	40.5(100)	0.7(5.7)	14.4(55.3)	0.1(0.8)	56.6(125.1)
合计		52.8(109.1)	0.5(5)	15.2(47.1)	0.1(0.9)	68.2(122)

* 注：P-value<0.05

（三）江苏省儿童和青少年食物和营养素摄入状况

本次调查中，江苏省儿童和青少年摄入乳制品与不摄入乳制品组在食物结构上存在差异，摄入乳制品组深色蔬菜、水果、禽肉、蛋类、坚果摄入量高于不摄入乳制品组，但植物油摄入量低于不摄入乳制品组。米类、面类、杂粮、薯类、大豆及制品、浅色蔬菜、猪肉、其他畜肉、饮料、食盐的摄入在两组之间没有显著差异（见表5-7）。

表5-7　江苏省6—17岁儿童和青少年食物摄入状况

（单位：克/天）

食物类别	整体	摄入乳制品	不摄入乳制品	P-value
米类	100.3	98.1	102.2	0.555
面类	77.3	81.8	73.4	0.053
杂粮	10.2	10.1	10.3	0.947
杂豆	4.7	5.3	4.3	0.343
薯类	20.6	22.6	19.0	0.082
大豆及制品	6.7	7.4	6.0	0.117
深色蔬菜	55.6	62.5	49.6	0.002
浅色蔬菜	95.8	94	97.4	0.794
水果	41.7	59.9	26.6	<0.001
猪肉	66.4	70.7	62.5	0.109
禽肉	42.3	50.6	35.1	0.016
其他畜肉	15.9	15.9	15.9	0.993
水产	24.2	28	20.8	0.01
蛋类	37	43.6	31.1	<0.001
坚果	2.4	3.6	1.5	0.017
饮料	8.9	11.1	7.0	0.096

续表

食物类别	整体	摄入乳制品	不摄入乳制品	P-value
食盐	6.4	6.3	6.4	0.83
植物油	32.2	30.1	34.1	0.007
动物油	0.3	0.3	0.3	0.862

本次调查中，江苏省儿童和青少年摄入乳制品与不摄入乳制品组营养素摄入存在差异。摄入乳制品组的能量、蛋白质、脂肪、碳水化合物、视黄醇、硫胺素、核黄素、烟酸、维生素C、钙、钾、镁、铜的摄入水平显著高于不摄入乳制品的儿童和青少年（见表5-8）。

表5-8　江苏省6—17岁儿童和青少年每天营养素摄入状况

营养素	整体	摄入乳制品	不摄入乳制品	P-value
能量（千卡）	1731.1	1882.1	1598.5	＜0.001
蛋白质（克）	62.5	70.5	55.5	＜0.001
脂肪（克）	79.6	85.7	74.3	＜0.001
碳水化合物（克）	198.7	215.3	184.2	＜0.001
膳食纤维（克）	7.5	7.9	7.3	0.465
视黄醇（微克）	409.6	502.3	328.2	＜0.001
硫胺素（毫克）	0.7	0.8	0.6	＜0.001
核黄素（毫克）	0.8	1	0.6	＜0.001
烟酸（毫克）	14.4	15.4	13.5	＜0.013
维生素C（毫克）	54	60.9	47.8	＜0.031
钙（毫克）	378.5	501.7	270.1	0.001
钾（毫克）	1445.4	1666.8	1250.8	＜0.001
钠（毫克）	4061.6	4183.5	3954.4	0.15

营养素	整体	摄入乳制品	不摄入乳制品	P-value
镁（毫克）	208.9	232.6	188	＜0.001
铁（毫克）	17.6	17.8	17.4	0.823
锌（毫克）	9.3	10.5	8.6	＜0.001
铜（毫克）	1.43	1.53	1.35	0.035
锰（毫克）	3.9	4.0	3.9	0.625
碘（毫克）	13.5	14.6	12.6	0.229

（四）江苏省儿童和青少年乳制品摄入与体内微量元素的关系

本次调查中，江苏省儿童和青少年摄入乳制品与不摄入乳制品组体内微量元素状态存在差异。摄入乳制品的学龄儿童血清维生素D、血清叶酸、血清维生素B_{12}、血清锌水平显著高于未摄入乳制品组，而血清维生素A、尿钠水平低于未摄入乳制品组（见表5-9）。

表5-9　江苏省6—17岁儿童和青少年体内每天微量元素状况

微量元素	整体	摄入乳制品	不摄入乳制品	P-value
血清维生素A（微克/分升）	256.3	248.5	263.2	0.213
血清维生素D（纳克/毫升）	15.7	16.8	14.6	＜0.001
血清叶酸（纳克/毫升）	7.0	7.4	6.7	0.006
血清维生素B_{12}（匹克/毫升）	531.3	578.4	493.4	＜0.001
血清锌（毫克/分升）	35.0	37.8	32.6	0.07
尿钠（毫摩尔/24h）	125.9	120.4	130.8	0.006

线性回归模型结果显示，在校正年龄、性别、BMI、总能量摄入后，乳制品摄入与维生素D、维生素B_{12}的血清水平呈正相关，每增加10克乳制品摄入平均可以提高0.05纳克/毫升维生素D以及1.89匹克/毫升维生素B_{12}。本次研究没有发现乳制品摄入与血清维生素A、血清叶酸、血清锌、尿钠之间存在线性关系（见表5-10）。

表5-10　江苏省6—17岁儿童和青少年乳制品摄入与
体内微量元素水平线性关系

微量元素	回归系数	置信区间	P-value
血清维生素A	0.22	0—0.43	0.277
血清维生素D	0.05	0.04—0.07	＜0.001
血清叶酸	0	0.01—0.01	0.722
血清维生素B_{12}	1.89	1.24—2.53	0.003
血清锌	0.03	0—0.07	0.375
尿钠	−0.18	−0.34—0	0.282

模型校正：年龄、性别、BMI、总能量摄入

（五）江苏省儿童和青少年乳制品摄入与体格测量指标的关系

本次调查中，江苏省儿童和青少年摄入乳制品与不摄入乳制品组体内体格测量指标存在差异。摄入乳制品的学龄儿童身高、体重、腰围显著低于未摄入组，BMI差异不大（见表5-11）。

表5-11　江苏省6—17岁儿童和青少年体内体格测量状况

指标	整体	摄入乳制品	不摄入乳制品	P-value
身高（厘米）	153.7	151.1	155.9	<0.001
体重（公斤）	47.8	45.7	49.7	<0.001
BMI	19.6	19.4	19.8	0.051
腰围（厘米）	66.6	65.8	67.3	0.023

线性回归模型结果显示，在校正年龄、性别、总能量摄入、体力活动水平后，乳制品摄入与身高、体重、BMI、腰围之间没有显著线性关系（见表5-12）。

表5-12　江苏省6—17岁儿童和青少年乳制品摄入与
体格测量指标线性关系

指标	回归系数	置信区间	P-value
身高	−0.01	−0.03—0.01	0.605
体重	0.02	−0.01—0.04	0.553
BMI	0.01	0—0.02	0.255
腰围	0.01	−0.01—0.04	0.585

模型校正：年龄、性别、总能量摄入、体力活动水平

（六）江苏省儿童和青少年乳制品摄入与心血管代谢指标的关系

本次调查中，江苏省儿童和青少年摄入乳制品与不摄入乳制品组心血管代谢指标存在差异。摄入乳制品的学龄儿童空腹血糖、总胆固醇显著低于未摄入乳制品组，甘油三酯、

高密度脂蛋白、低密度脂蛋白显著高于未摄入乳制品组。收缩压、舒张压在两组之间没有显著差异（见表5-13）。

表5-13　江苏省6—17岁儿童和青少年体内体格测量状况

指标	整体	摄入乳制品	不摄入乳制品	P-value
空腹血糖（毫摩尔/升）	5.16	5.08	5.24	<0.001
甘油三酯（毫摩尔/升）	4.04	4.13	3.95	<0.001
总胆固醇（毫摩尔/升）	0.9	0.87	0.93	0.019
高密度脂蛋白（毫摩尔/升）	1.59	1.64	1.54	<0.001
低密度脂蛋白（毫摩尔/升）	2.25	2.31	2.2	<0.005
收缩压（毫米汞柱）	115.03	114.47	115.52	0.112
舒张压（毫米汞柱）	99.1	98.78	99.37	0.289

线性回归模型结果显示，在校正年龄、性别、BMI、总能量摄入、体力活动水平后，乳制品摄入与甘油三酯、高密度脂蛋白、低密度脂蛋白正相关（见表5-14）。

表5-14　江苏省6—17岁儿童和青少年乳制品摄入与
心血管代谢指标线性关系

微量元素	回归系数	置信区间	P-value
空腹血糖	−0.002	−0.006—0.002	0.28
甘油三酯	0.006	0.01—0.1	0.002
总胆固醇	−0.001	0—−0.004	0.157
高密度脂蛋白	0.002	0.001—0.004	0.022
低密度脂蛋白	0.005	0.002—0.008	<0.001
收缩压	−0.029	−0.08—0.021	0.259
舒张压	−0.013	−0.057—0.03	0.545

模型校正：年龄、性别、BMI、总能量摄入、体力活动水平

（七）江苏省儿童和青少年乳制品摄入与体内蛋白质指标的关系

本次调查中，江苏省摄入乳制品的儿童和青少年总蛋白低于不摄入乳制品组，血清铁蛋白、转铁蛋白受体、白蛋白、血红蛋白水平之间无显著差异（见表5-15）。

表5-15　江苏省6—17岁儿童和青少年体内蛋白质指标状况

指标	整体	摄入乳制品	不摄入乳制品	P-value
血清铁蛋白（克/升）	78.8	77.3	80.2	0.366
转铁蛋白受体（毫克/升）	3.5	3.5	3.5	0.494
白蛋白（克/升）	50	50	50.1	0.321
总蛋白（克/升）	76.8	76.4	77.2	0.006
血红蛋白（克/升）	140.1	139.5	140.6	0.156

线性回归模型结果显示，在校正年龄、性别、BMI、总能量摄入、体力活动水平后，乳制品摄入与转铁蛋白受体水平正相关（见表5-16）。

表5-16　江苏省6—17岁儿童和青少年乳制品摄入与体内蛋白质指标线性关系

微量元素	回归系数	置信区间	P-value
血清铁蛋白	−0.11	−0.36—0.15	0.41
转铁蛋白受体	0.01	0.01—0.01	0.04
白蛋白	0	−0.01—0.01	0.925
总蛋白	−0.02	−0.04—0.01	0.106
血红蛋白	−0.03	−0.09—0.03	0.272

模型校正：年龄、性别、BMI、总能量摄入、体力活动水平

（八）江苏省儿童和青少年乳制品摄入与肾脏功能的关系

本次调查中，江苏省摄入乳制品的儿童和青少年血肌酐水平低于不摄入乳制品组，肾小球滤过率高于不摄入乳制品组（见表5-17）。

表5-17　江苏省6—17岁儿童和青少年肾脏功能状况

	整体	摄入乳制品	不摄入乳制品	P-value
血清尿酸	333.34	333.05	333.6	0.919
血肌酐	57.27	55.93	58.46	0.004
尿微量白蛋白	19.59	22.19	17.6	0.16
肾小球滤过率	142.44	144.65	140.5	<0.001

线性回归模型结果显示，在校正年龄、性别、BMI、总能量摄入、体力活动水平后，乳制品摄入与血清尿酸水平正相关（见表5-18）。

表5-18　江苏省6—17岁儿童和青少年乳制品摄入与
肾脏功能线性关系

微量元素	回归系数	置信区间	P-value
血清尿酸	0.4	0.03—0.78	0.034
血肌酐	−0.01	−0.05—0.04	0.827
尿微量白蛋白	0.05	−0.23—0.33	0.737
肾小球滤过率	−0.01	−0.05—0.05	0.937

模型校正：年龄、性别、BMI、总能量摄入、体力活动水平

四、结果讨论

本次研究利用中国儿童与乳母营养健康监测江苏省数据探索了乳制品摄入与6—17岁儿童和青少年营养与健康状况之间的关系，发现乳制品摄入量与血清维生素D、血清维生素B$_{12}$、甘油三酯、高密度脂蛋白、低密度脂蛋白、转铁蛋白受体、血清尿酸之间存在正相关关系。需要进一步的前瞻性和实验性研究来探索相关的因果关系及可能的健康结果。

本研究结果显示，江苏省6—17岁儿童和青少年乳制品摄入率为46.8%，平均摄入量为68.2克。来自中国健康与营养调查（CHNS）的结果显示，从1991年到2006年，中国儿童和青少年牛奶摄入量的情况得到了显著改善，乳制品摄入率从1991年的2.88%上升到2006年的13.88%；平均牛奶日消费量从1991年的3.90克/天增加到2006年的26.11克/天。本研究结果表明，江苏省儿童和青少年乳制品摄入延续了这一改善趋势，但依然离300克/天的膳食指南推荐摄入量有较大差距。我们发现，乳制品摄入状况在不同地区之间存在差异，大城市儿童和青少年的乳制品摄入率及摄入量均高于中小城市和一般农村。一项于2011—2012年在中国7个省会城市及2个农村地区进行的调查，结果与我们的结果一致，均发现城市地区的小学生乳制品摄入率接近农村地区小学生的4倍，摄入量则接近5倍。我们的结果还显示6—12岁儿童的乳制品摄入率及摄入率量均高于12—17岁青少年，但较同期全国水平低。在西方发达国家进行的研究也观察到儿童和青少年的乳制品总摄入量随着年龄和时间的延长而减少。从整体来看，农村地区、12—17岁青少年应是推广乳制品的重点人群。此外，对乳制品摄入进行分类，结果显示江苏省乳制品摄入以鲜奶为主，酸奶次之，而奶粉及其他乳制品的摄入均微乎其微。这一结果与在德国进行的一项研究结果类似。本研究结果为未来可能的干预研究中乳制品种类的选择提供了宝贵的信息。此外，也有研究显示，从童年到青春期的过渡期间，乳制品的首选形式和乳制品消费模式发生了变化：一般来说，随着食品和饮料选择和自主权的增加，对牛奶的偏好和消费减少，其他乳制品来源的摄入量增加。在未来的研究中需要进一步证实在中国儿童和青少年中是否也存在这一趋势。

维生素D缺乏症在全世界的儿童和青少年中非常普遍。除了维护骨骼健康，维生素D在许多慢性疾病的病理生理学中发挥着关键作用，包括自身免疫性疾病、心血管疾病和癌症等。因此，儿童时期治疗和预防维生素D缺乏症可对整个生命周期的健康产生深远的影响。我们的研究发现，在调整年龄、性别、BMI等可能的影响因素后，每天增加10克乳制品摄入平均可以提高0.05纳克/毫升血清维生素D水平。在欧洲、澳洲和新西兰进行的两项RCT研究结果证实了配方奶粉可以显著提高幼儿的维生素D摄入状况。此外，在美国进行的三项建模结果也强调了乳制品对维生素D营养状况的重要性。经过营养强化的"学生饮用奶"在江苏省的推广可能是这个结果的重要原因之一。儿童期缺乏维生素B_{12}可导致巨幼红细胞性贫血、生长不良、感染并可能对大脑发育造成不可逆的神经系统损伤。人体内所需的维生素B_{12}必须通过食物摄入。牛奶则是其重要的食物来源之一。我们的研究结果显示每天增加10克乳制品摄入平均可以提高1.89匹克/毫升维生素B_{12}。在希腊的一项研究结果显示牛奶中的维生素B_{12}与青少年青春期前期较高的心肺健康独立相关。而我们的研究则首次证实中国儿童和青少年乳制品摄入与更高的血清维生素B_{12}相关。此外，牛奶、奶酪、酸奶和奶粉等乳制品还是锌、维生素A的良好来源。但在本次研究中未发现乳制品摄入与维生素A、血清锌之间的相关关系。这可能与本次研究的24小时膳食回顾法无法反映长期的乳制品摄入状况有关。因此，未来相关的前瞻性研究和干预研究是十分必要的。

以往的研究证实了儿童在日常膳食基础上增加乳制品摄入可以显著增加骨矿物质含量。然而，关于乳制品摄入与身高增长之间的关系尚无定论。本研究没有发现乳制品摄入与江苏省儿童青少年身高之间存在线性关系。然而，2013年来源于中国营养与健康监测的一项研究纳入了12153名2—4岁的儿童研究显示，经常摄入乳制品的儿童，其年龄和身高的评分高于不经常摄入乳制品的儿童，生长迟缓发生率低于不经常摄入乳制品的儿童。干预实验的结果表明，可能由于额外的能量和蛋白质摄入，在营养不良指数较高的儿童和青少年中补充乳制品后身高有显著增加。而江苏省作为全国经济发达地区，儿童和青少年营养不良率较低，因此可能补充乳制品对身高增加效果有限。此外，不同年龄段儿童青少年补充乳制品带来的效果是否有差异也值得进一步研究。当前关于乳制品摄入与儿童青少年肥胖之间的关系存在争议。来自美国国家健康和营养调查（NHANES 2005—2008）的结果显示，8—18岁的儿童和青少年酸奶摄入量与较低的身体脂肪含量有关。来自德国的研究则显示乳制品摄入对瘦体重增加和体脂含量降低的相关，但作用很小没有生理意义。中国香港"1997年出生队列"的研究发现牛奶和其他乳制品摄入与肥胖缺乏关联。我们的研究结果与香港特区一致。研究结果的差异可能是低糖乳制品替代了高糖食物，从而带来体重改善，而西方国家含糖饮料一直是儿童和青少年肥胖的重要原因。来自波兰的一项研究结果也支持了这一结论，显示高糖分的水果酸奶摄入量增加可能是波兰学龄前儿童过度肥胖的重要决定因素。

本研究中没有发现乳制品摄入对血糖、血脂和血压的保护作用。过去大量的研究探索了乳制品摄入对儿童和青少年时期心血管健康风险可能的保护作用。伊朗的一项队列研究在平均随访6.6年后发现儿童和青少年总乳制品的摄入与较低的代谢综合征及腹部肥胖、高血压和高脂血症风险有关。欧洲海伦娜研究的结果也显示，较高的乳制品的摄入量与较低的身体脂肪和较好的心血管健康状况有关。乳制品中富含的蛋白质、矿物质、生物活性物质对体内炎症水平和肠道菌群的改善可能是其对心血管健康保护作用的重要原因。此外，以往的研究显示低脂/低脂乳制品的较高摄入量与老年人慢性肾病风险降低独立相关。但我们的研究没有发现乳制品摄入对儿童和青少年肾脏功能的有益作用。目前相关的研究仍然十分有限，需要更多的研究来进一步探索可能的保护作用。

参考文献

[1] Favour Osazuwa et al.，"A significant association between intestinal helminth infection and anaemia burden in children in rural communities of Edo state, Nigeria"，*N Am J Med Sci*, 2011,3(1).

[2] Ross J.et al.，"Effect of malnutrition on child survival in China as estimated by PROFILES"，*Biomed EnviSci*, 2003, 16(3).

[3] Chakraborty T. and R. Jayaraman，"School feeding and learning achievement: evidence from India's midday meal program"，*Social Science Electronic Publishing*, 2016.

[4] Moffat T. and D. Thrasher，"School meal programs and their potential to operate as school-based obesity prevention and nutrition interventions: case studies from

France and Japan", *Critical Public Health*, 2016,26(2).

[5] Clark M.A. and M.K. Fox, "Nutritional quality of the diets of us public school children and the role of the school meal programs", *Journal of the American Dietetic Association*, 2009, 109(2 Suppl).

[6] Shah, N. *USDA Rules Give School Meals a Healthy Makeover-Education Week*, Education Week, 2016.

[7] Evans C.E.L et al., "A history and review of school meal standards in the UK", *Journal of Human Nutrition and Dietetics*, 2009. 22(2).

[8] Afridi F. "Child welfare programs and child nutrition: Evidence from a mandated school meal program in India", *Journal of Development Economics*, 2010, 92(2).

[9] Meng L. and Xu H. and Ma G. et al., "The costs and cost—effectiveness of a school—based comprehensive intervention study on childhood obesity in China", *PLoS One*, 2013, 8(10).

[10] Dongxu Wang et al., "Effect of a school—based nutrition education program on adolescents' nutrition—related knowledge, attitudes and behaviour in rural areas of China", *Environ Health Prev Med*, 2015, 20(3).

[11] Chuanlai Hu et al.,"Evaluation of a kindergarten-based nutrition education intervention for preschool children in China", *Public health nutrition*, 2009,13(2).

[12] Mahfuz M.et al.,"Daily supplementation with egg, cow milk, and multiple micronutrients increases linear growth of young children with short stature", *Journal of Nutrition*, 2019, 150(2).

[13] Meredith C et al.,"Teachers as healthy beverage role models: relationship of student and teacher beverage choices in elementary schools. journal of community health", *The Publication for Health Promotion and Disease Prevention*, 2020, 45(1).

[14] Shi H.et al,"The association between parental migration and early childhood nutrition of left-behind children in rural China", *BMC Public Health,* 2020, 20(1).

[15] Zhang X.et al.,"Association between milk consumption and the nutritional status of poor rural Chinese students in 2016", *Asia Pacific Journal of Clinical Nutrition*, 2020,29(4).

[16] Kun Zhu. et al.,"Effects of school milk intervention on

cortical bone accretion and indicators relevant to bone metabolism in Chinese girls aged 10-12 y in Beijing", *The American journal of clinical nutrition*,2005,81(5).

[17] Subramanyam M.A.et al., "Is economic growth associated with reduction in child undernutrition in India?", *PLoS Med*, 2011,8(3).

[18] Gluckman P.D. and Hanson M.A. and Pinal C, "The developmental origins of adult disease", *Matern Child Nutr,*, 2005,1(3).

[19] De Onis M.et al., "The World Health Organization's global target for reducing childhood stunting by 2025: rationale and proposed actions", *Matern Child Nutr*, 2013, 9 (Suppl 2).

[20] Huth P.J.et al., "Major scientific advances with dairy foods in nutrition and health", *J Dairy Sci.* 2006, 89(4).

[21] Bruno R.S.et al., "Cardiometabolic health benefits of dairy-milk polar lipids", *Nutr Rev*, 2021, 79(Suppl 2).

[22] Duan Y.et al., "Association between dairy intake and linear growth in chinese pre-school children", *Nutrients*, 2020, 12(9).

[23] Babio N.et al., "Total dairy consumption in relation to

overweight and obesity in children and adolescents: A systematic review and meta-analysis", *Obes Rev*, 2022, 23 (1).

[24] Wang J.et al., "Association between milk and dairy product intake and the risk of dental caries in children and adolescents: NHANES 2011-2016", *Asia Pac J Clin Nutr*, 2021, 30(2).

[25] Dror D.K. and Allen L.H., "Dairy product intake in children and adolescents in developed countries: trends, nutritional contribution, and a review of association with health outcomes", *Nutr Rev*, 2014, 72(2).

[26] Hohoff E.et al., "Age and time trends of dairy intake among children and adolescents of the DONALD study", *Eur J Nutr*, 2021, 60(7).

[27] Huh S.Y. and Gordon C.M., "Vitamin D deficiency in children and adolescents: epidemiology, impact and treatment", *Rev Endocr Metab Disord*, 2008, 9(2).

[28] Weaver C.M., "Vitamin D, alcium homeostasis, and skeleton accretion in children", *J Bone Miner Res*, 2007, 22 (2).

[29] Savastio S.et al., "Vitamin D and cardiovascular risk: which implications in children?", *Int J Mol Sci*, 2020,21(10).

[30] Berwick M.et al., "Sun exposure and mortality from melanoma", *J Natl Cancer Inst*, 2005, 97(3).

[31] McGrath J., "Does 'imprinting' with low prenatal vitamin D contribute to the risk of various adult disorders?", *Med Hypotheses*, 2001,56(3).

[32] Akkermans M.D.et al., "A micronutrient−fortified young−child formula improves the iron and vitamin D status of healthy young European children: A randomized, double−blind controlled trial", *Am J Clin Nutr*, 2017, 10 (5).

[33] Lovell A.L.et al., "Compared with cow milk, a growing−up milk increases vitamin d and iron status in healthy children at 2 years of age: the growing−up milk−lite (gumli) randomized controlled trial", *J Nutr*, 2018, 14 (8).

[34] Quann E.E.et al., "Consuming the daily recommended amounts of dairy products would reduce the prevalence of inadequate micronutrient intakes in the United

States: Diet modeling study based on NHANES 2007‑2010", *Nutr J*, 2015,14(90).

[35] Cifelli C.J.et al., "Increasing plant based foods or dairy foods differentially affects nutrient intakes: dietary scenarios using NHANES 2007–2010", *Nutrients*, 2016, 8(422).

[36] Fulgoni V.L.et al., "Nutrients from dairy foods are difficult to replace in diets of Americans: Food pattern modeling and an analyses of the National Health and Nutrition Examination Survey 2003‑2006", *Nutr Res*, 2011,31(5).

[37] Ng'eno B.N.et al., "High prevalence of vitamin b12 deficiency and no folate deficiency in young children in Nepal", *Nutrients*, 2017, 9(1).

[38] Moschonis G.et al., "Associations of milk consumption and vitamin B2 and $_{12}$ derived from milk with fitness, anthropometric and biochemical indices in children", *Nutrients*, 2016, 8(10).

[39] Huncharek M.et al., "Impact of dairy products and dietary calcium on bone–mineral content in children: results of a meta–analysis", *Bone*, 2008, 43(2).

[40] De Lamas C.et al., "Effects of dairy product consumption on height and bone mineral content in children: a systematic review of controlled trials", *Adv Nutr*, 2019, 10(2).

[41] Duan Y.et al. "Association between Dairy intake and linear growth in Chinese pre-school children", *Nutrients*, 2020, 12(9).

[42] Keast D.R.et al., "Associations between yogurt, dairy, calcium, and vitamin D intake and obesity among U.S. children aged 8-18 years: NHANES, 2005-2008", *Nutrients*, 2015,7(3).

[43] Hohoff E.et al., "Dairy intake and long-term body weight status in German children and adolescents: results from the DONALD study", *Eur J Nutr*, 2022, 61(2).

[44] Matłosz P.et al., "Associations between frequency of dairy intake with body composition and excess adiposity in preschool children from Poland", *Int J Environ Res Public Health*, 2022, 19(3).

[45] Yuzbashian E.et al., "Associations of dairy intake with risk of incident metabolic syndrome in children

and adolescents: tehran lipid and glucose study", *Acta Diabetol*, 2021, 58(5).

[46] Moreno L.A.et al., "Dairy products, yogurt consumption, and cardiometabolic risk in children and adolescents", *Nutr Rev*, 2015, 73(1).

[47] DellaValle D.M.et al., "What is the relationship between dairy intake and blood pressure in black and white children and adolescents enrolled in a weight management program", *J Am Heart Assoc*, 2017,6(8).

[48] Gopinath B.et al., "Associations between dairy food consumption and chronic kidney disease in older adults", *Sci Rep*, 2016,6(3).

[49] 马冠生：《我国学生营养状况及改善措施》，《中国学校卫生》2014年第5期。

[50] 中华人民共和国卫生部：《中国0—6岁儿童营养发展报告》，《营养学报》2013年第1期。

[51] 马冠生：《我国学生营养状况及相关营养改善政策》，《中国学校卫生》2013年第6期。

[52] 周爱光、陆作生：《中日学生体质健康状况的比较及其启示》，《体育学刊》2008年第9期。

[53] 谢菲：《美国中小学营养午餐计划对我国的启示》，《管

理工程师》2012年第2期。

[54] 徐海泉：《儿童肥胖干预措施的经济学评估研究进展》，《中国慢性病预防与控制》2012年第1期。

[55] 张倩、胡小琪、孟丽萍等：《农村学生营养改善措施的成本——效益分析：校园奶牛养殖》，《中国食物与营养》2015年第1期。

[56] 孟丽萍、张倩、胡小琪等：《农村学生营养改善措施的成本——效益分析：以校园养猪为例》，《中国食物与营养》2015年第2期。

[57] 陈法杰、王敏、任利萍等：《四川省成都市农村居民乳制品消费行为影响因素研究》，《中国乳品工业》2020年第7期。

[58] 陈垚、田艳梅、赵长峰等：《中小学生常见饮品的消费行为及其影响因素分析》，《中国卫生事业管理》2013年第5期。

[59] 陈渝、辛刚：《直面国家"学生饮用奶计划"——推动乳业发展，考验政府管理》，《中国乳品工业》2002年第3期。

[60] 陈钰晓、赵绍阳：《政策干预对贫困地区儿童健康成长的影响》，《人口与经济》2022年第3期。

[61] 崔红、何玲：《农村青少年儿童身体健康状况分析》，《中

国青年研究》2007年第11期。

[62] 丁力、王林昌、孙秀媛等：《日本和韩国学生饮用奶发展状况及对我国的启示》，《中国食物与营养》2005年第5期。

[63] 段克姿、李端、袁玫等：《安义县学龄前儿童奶类饮用量调查》，《中国学校卫生》2012年第3期。

[64] 房长芳：《我国农村地区儿童营养状况研究进展》，《食品工业》第2016年第5期。

[65] 韩慧、汤建军、张勤：《蚌埠市4—6岁儿童饮食行为现状及家庭影响因素分析》，《中华疾病控制杂志》2016年第10期。

[66] 何书慧、李翠霞：《黑龙江省农村居民乳制品消费主要影响因素研究》，《黑龙江畜牧兽医》2017年第12期。

[67] 胡小琪：《加大学生营养改善力度 保证儿童健康成长》，《中国食物与营养》2017年第1期。

[68] 胡余明、陈炜林、张莹莹等：《长期饮用学生奶与儿童注意力及记忆商的关系》，《中华预防医学杂志》2010年第12期。

[69] 季成叶、袁长江、李红影：《中部地市级城市中小学生及家长对学生饮用奶的认知态度与行为》，《中国学校卫生》2009年第12期。

[70] 赖建强、荫士安、马冠生等：《3—6岁儿童的奶类消费量与生长发育关系》，《中华预防医学杂志》2007年第3期。

[71] 李桂兰、高永清：《学生饮用奶与中小学生健康》，《中国学校卫生》2008年第1期。

[72] 李南、费忠化、殷召雪：《山东农村学龄前留守儿童饮奶行为及监护人饮奶知识调查》，《中国学校卫生》2014年第7期。

[73] 李瑞丰、陈恺：《攀枝花市东区学龄前儿童饮奶量与生长发育关系的调查》，《攀枝花学院学报》2014年第5期。

[74] 李晓硕：《河北省乳制品消费行为影响因素研究》，河北农业大学2021年硕士学位论文。

[75] 李雨昕、刘轶群、向雪松等：《亚洲地区学生奶饮用计划概况分析》，《中国卫生监督杂志》2016年第2期。

[76] 栗卫清、刘芳、田明：《京津冀城市居民乳制品消费现状与影响因素研究》，《中国食物与营养》2017年第4期。

[77] 廖文科：《实施国家"学生饮用奶计划"的现实意义与政策措施》，《中国学校卫生》2007年第7期。

[78] 刘开琦、董奎、宋鹏坤等：《2002—2015年山西省农村地区15岁及以上居民奶类、大豆类及坚果摄入状况追

踪研究》,《中国慢性病预防与控制》2021年第6期。

[79] 刘秀娟、周梦、刘佳:《河北省农村居民乳制品消费行为调查研究》,《黑龙江畜牧兽医》2016年第24期。

[80] 刘琰、赵艾、王培玉等:《学龄儿童奶类摄入水平与超重肥胖关系研究》,《中华疾病控制杂志》2018年第8期。

[81] 刘宇鹏、赵慧峰、张艳新:《河北省农村乳制品消费行为影响因素分析》,《中国畜牧杂志》2016年第6期。

[82] 刘宇鹏、李彤:《河北省居民液态奶消费影响因素城乡差异分析——基于11市非平衡动态面板数据的实证研究》,《河北农业大学学报(社会科学版)》2021年第1期。

[83] 刘志光、黄志、胡余明:《学生奶研究现状》,《实用预防医学》2014年第7期。

[84] 马莉娜:《美国中小学校供餐体系及启示》,《世界教育信息》2014年第20期。

[85] 蒲洋洋、张帆、王宏:《中国学生饮用奶计划实施情况及对学龄儿童生长发育影响的系统评价》,《中国医科大学学报》2015年第11期。

[86] 宋红云、马立娟、闫会敏:《单纯补钙与喝奶对儿童生长发育及骨密度的影响分析》,《医学综述》2015年第4期。

[87] 孙仁松：《一项造福子孙的伟大工程——国家"学生饮用奶计划"概览》，《中国农垦经济》2000年第11期。

[88] 汤家红、金少胜、程广燕：《膳食营养知识对畜产品消费的影响》，《中国食物与营养》2019年第11期。

[89] 田尧、蒋祎、张宵宵：《中国公共卫生领域健康扶贫政策的现状分析》，《中国农村卫生事业管理》第2019年第3期。

[90] 王加启、郑楠、张养东：《面对新冠肺炎疫情:需要树立奶类具有双重营养功能的新认识》，《中国乳业》2021年第8期。

[91] 文育锋、王金权、刘荣强：《皖南农村留守儿童健康状况的研究》，《现代预防医学》2008年第4期。

[92] 翁玲玲：《消费升级背景下国内农村奶制品消费水平分析》，《中国乳品工业》2013年第9期。

[93] 乌云花、乌云、于童等：《农村消费者对乳品质量与安全的认知及其对消费的影响——以内蒙古科右前旗液态奶消费为例》，《中国畜牧杂志》2020年第11期。

[94] 武天明、钟寿星、张铁涛：《饮用强化牛奶改善小学女生营养状况的研究》，《中国学校卫生》2009年第4期。

[95] 肖湘怡：《城市居民牛奶认知对消费行为的影响研究》，中国农业科学院2021年硕士学位论文。

[96] 徐蕊萍：《对我国学生运动营养立法建设的思考》，《吉林体育学院学报》2020年第6期。

[97] 颜玲、刘祖阳、兰真：《四川省农村6岁以下儿童营养与健康状况分析》，《现代预防医学》2010年第21期。

[98] 杨建军、陈启众：《合理饮用学生奶对学生体质发育的影响分析》，《中国学校卫生》2002年第5期。

[99] 杨静、王丹、吴萍萍等：《家庭因素对学龄前儿童不良进食习惯的影响》，《中国学校卫生》2019年第1期。

[100] 杨钰莹、王明利：《大城市居民低温奶产品消费及其影响因素分析——以北京市为例》，《中国农业资源与区划》2021年第12期。

[101] 荫士安、王茵：《增加奶类消费量改善我国儿童的营养与健康状况》，《中华预防医学杂志》2007年第3期。

[102] 于海龙、闫逢柱、李秉龙：《认知对消费者安全乳品支付意愿的影响分析——以有机液态奶为例》，《消费经济》2015年第2期。

[103] 于丽新、马瑞福：《"学生饮用奶计划"与青少年学生的生长发育》，《中国学校卫生》2001年第4期。

[104] 张宝文：《实施国家"学生饮用奶计划"造福后代利国利民》，《中国农垦经济》2000年第12期。

[105] 张端贵、夏晓朵：《山东农村乳制品消费水平与影响研究》，《中国乳品工业》2019年第10期。

[106] 张欢、罗米扬、王质蕙：《中国七省农村地区1—7岁儿童饮食行为及其与生长发育的关系》，《卫生研究》2013年第3期。

[107] 张伋、张兵、张继国等：《美国营养法规和政策综述》，《中国健康教育》2011年第12期。

[108] 张敏琪：《河北居民线上乳制品消费意愿影响因素研究》，河北农业大学2019年硕士学位论文。

[109] 张倩：《中国学龄儿童营养健康状况及改善措施建议》，《中国学校卫生》2021年第3期。

[110] 张倩、胡小琪、赵文华等：《我国中小学生营养现状及改善建议》，《中国学校卫生》2016年第5期。

[111] 张倩、刘爱玲、杜松明等：《牛奶饮用频率与小学生肥胖及代谢异常的关系》，《中国学校卫生》2012年第6期。

[112] 张倩、张晓帆、杨媞媞等：《"学生营养改善计划"2016年学校牛奶供应情况及影响因素》，《中国学校卫生》2018年第11期。

[113] 张晓帆、张倩：《奶类与儿童健康关系研究》，《中国学校卫生》2018年第6期。

[114] 张志恒、李晋、向天江：《日本学生营养餐与饮用奶情况考察报告》，《中国奶牛》2012年第22期。

[115] 赵然、潘慧、甘倩等：《广西壮族自治区田阳县小学生营养干预两年后体成分变化分析》，《卫生研究》2018年第2期。

[116] 赵馨馨：《北京市居民乳制品消费影响因素研究》，中国农业科学院2021年硕士学位论文。

[117] 中国奶业协会：《国家学生饮用奶计划进展》，中国农业出版社2014年版。

[118] 中国营养学会：《中国居民膳食指南（2016）》，人民卫生出版社2016年版。

[119] 周海腾、王少康、印虹等：《南京市溧水区农村青少年儿童营养健康状况调查》，《卫生研究》2015年第2期。

[120] 周家宜、陈君梅：《品牌效应对乳制品消费影响研究》，《中国乳品工业》2020年第6期。

[121] 周瑞敏：《战后日本小学供餐史研究》，苏州科技学院2015年硕士学位论文。

[122] 周雅琳、陈宇涵、刘伟等：《中国农村留守儿童营养健康状况及干预措施研究进展》，《中国公共卫生》2019年第2期。

[123] 周月婵、胡余明、马征等：《长期饮用学生奶与儿童骨密度的关系》，《卫生研究》2011年第1期。

[124] 施风兰：《儿童青少年血糖、血脂异常流行现状及影响因素概述》，《中国妇幼保健》2017年第10期。

[125] 杨月欣、王光亚、潘兴昌：《中国食物成分表2002》，北京大学医学出版社2002年版。

[126] 尤莉莉、杨媞媞、白瑛等：《我国9地区小学生液体乳制品与软饮料的消费现状》，《中国学校卫生》2014年第12期。

[127] 许晓丽、于冬梅、房红芸等：《中国小学生乳类及制品消费情况分析》，《中国食物与营养》2021年第10期。

[128] 郑艳敏、王波、黄飞飞等：《2014年江苏省居民营养状况分析及变化趋势》，《食品安全质量检测学报》2020年第1期。

后　记

　　本书能够付诸出版，得到了农业农村部畜牧兽医局奶业处、中国奶业协会营养与消费专业委员会等单位的指导，并获得中国学生营养与健康促进会—美赞臣学优营养科研基金、中国营养学会教育培训中心—智慧膳食管理系统应用课题的支持，以及南京卫岗乳业有限公司的全力支持。山东省畜牧兽医局、江苏省畜牧总站、贵州省疾病预防控制中心、六盘水市水城区疾病预防控制中心、临海市疾病预防控制中心在组织调研和数据收集方面给予了帮助，借此机会向上述单位表示衷心感谢！

　　由于编写时间仓促，书中难免存在不足和疏漏。在此，我们诚恳地希望得到社会各界和专业人士的理解和支持，热切地欢迎大家对我们的书稿提出批评、意见和改进建议。

作者

2022年11月